石家庄市中医院
中西医结合临床丛书

柔肝健脾学说

苑艳娟　著

汕头大学出版社

图书在版编目（CIP）数据

柔肝健脾学说 / 苑艳娟著． -- 汕头 ：汕头大学出
版社，2022.8
ISBN 978-7-5658-4780-6

Ⅰ．①柔… Ⅱ．①苑… Ⅲ．①柔肝②健脾 Ⅳ．
① R256.4 ② R256.3

中国版本图书馆 CIP 数据核字（2022）第 157610 号

柔肝健脾学说
ROUGAN JIANPI XUESHUO

著　　者：苑艳娟
责任编辑：胡开祥
责任技编：黄东生
封面设计：优盛文化
出版发行：汕头大学出版社
　　　　　广东省汕头市大学路 243 号汕头大学校园内　邮政编码：515063
电　　话：0754-82904613
印　　刷：三河市华晨印务有限公司
开　　本：710mm×1000mm　1/16
印　　张：11
字　　数：200 千字
版　　次：2022 年 8 月第 1 版
印　　次：2023 年 5 月第 1 次印刷
定　　价：78.00 元
ISBN 978-7-5658-4780-6

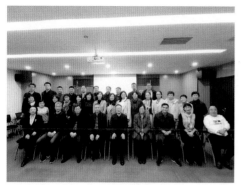

⊙ 作者参加九三学社组织的活动

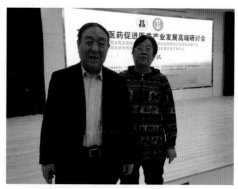

⊙ 作者出席河北省医药促进医养产业发展
高端研讨大会，与国医大师李佃贵合影
留念

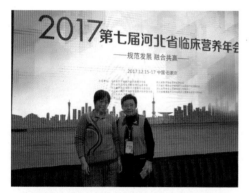

⊙ 作者与河北医科大学第二医院的贾汝梅
教授（享受国务院政府特殊津贴专家）
在河北省临床营养年会上合影留念

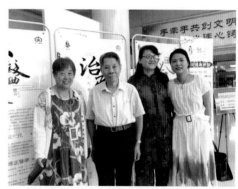

⊙ 作者在正定中华传统中医学术会议上与
河北医科大学李恩教授合影留念

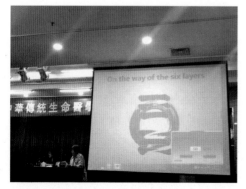

⊙ 作者在正定中华传统生命医学高峰论坛
上做主持及翻译

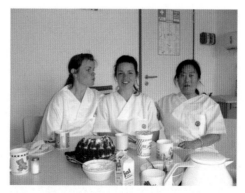

⊙ 作者在德国耶拿大学附属医院实验室茶
歇留影

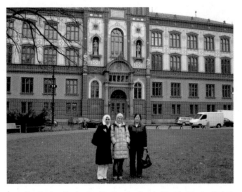

⊙ 作者与来自阿拉伯及荷兰的教授在德国
罗斯托克大学教学楼前合影留念

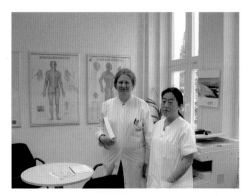

⊙ 作者在德国罗斯托克大学附属医院自然
疗法诊室与欧洲著名植物药学、自然疗
法教授 Kraft 合影留念

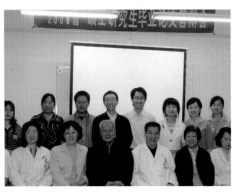

⊙ 作者在研究生毕业论文答辩会上与国医
大师李士懋、全国名老中医刘亚娴、河
北名中医刘真等合影

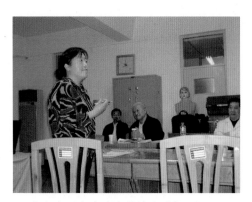

⊙ 作者在研究生论文答辩会现场

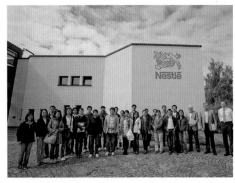

⊙ 作者在参观瑞士雀巢总部的生物营养实验室
时与研发部工程师和中瑞大使等合影留念

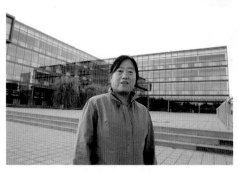

⊙ 作者在罗斯托克大学图书馆楼前的留念

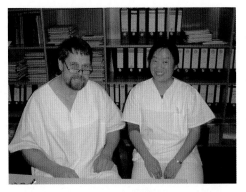

⊙ 作者与罗斯托克大学肿瘤研究所所长 Freuder 教授留影

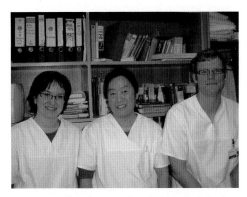

⊙ 作者与罗斯托克大学附属医院肿瘤内科同组博士医师留影

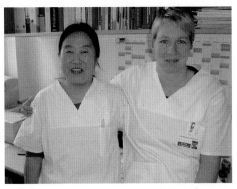

⊙ 作者与罗斯托克大学附属医院肿瘤内科门诊主治医师留影

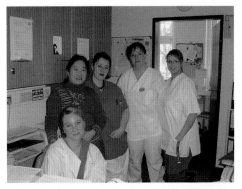

⊙ 作者与罗斯托克大学附属医院肿瘤内科门诊护士留影

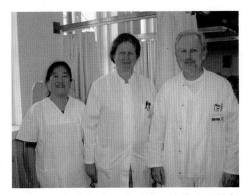

⊙ 作者与罗斯托克大学附属医院博士生导师植物药学教授 Kraft、博士 Lampe 留影

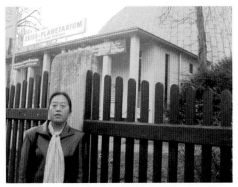

⊙ 作者在耶拿蔡司天文馆前留影

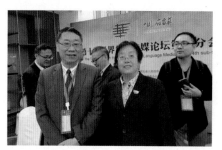

⊙ 作者在第十届世界华文传媒论坛上
　与中新社副社长等合影留念

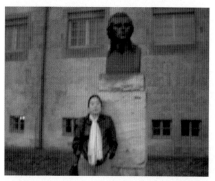

⊙ 作者在耶拿大学青年马克思塑像旁
　留影

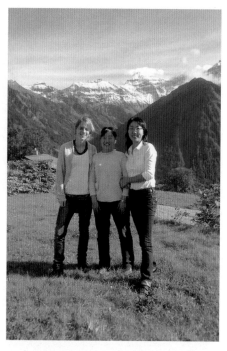

⊙ 作者在瑞士与中医同道在合作伙伴
　黑森林疗养院门前空地合影留念

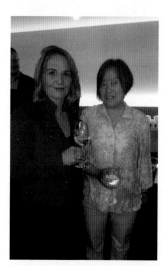

⊙ 作者在瑞士参加环境与卫
生论坛后与苏黎世州电视
台《环境与卫生论坛》节
目主持人合影留念

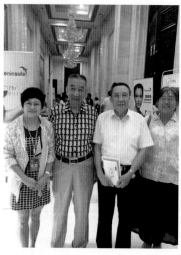

⊙ 作者在国医大讲堂学术会议上
与全国名老中医、研究生导师
刘亚娴教授，北京市中医院刘
景源教授和黑龙江中医药大学
杨素清教授留影

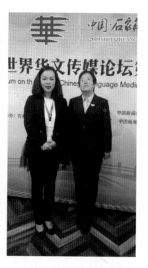

⊙ 作者在第十届华文传
媒论坛上与欧亚时报
社社长留影

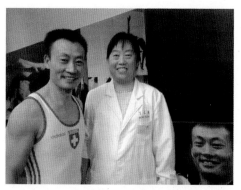

⊙ 作者与瑞籍华人李东华——亚特兰大奥运会鞍马冠军在苏黎世中医诊所启动仪式上留影

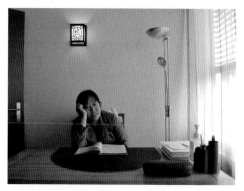

⊙ 作者在瑞士诊所的午休时间

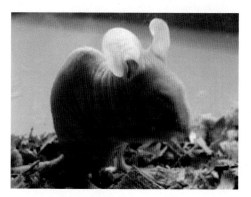

⊙ 实验用裸鼠

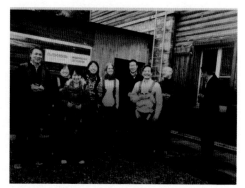

⊙ 作者与同事一起登山攀岩（前）

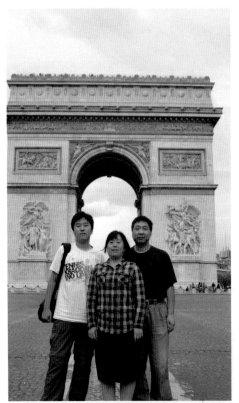

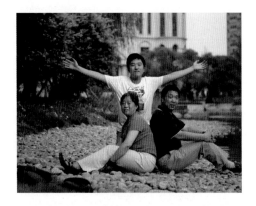

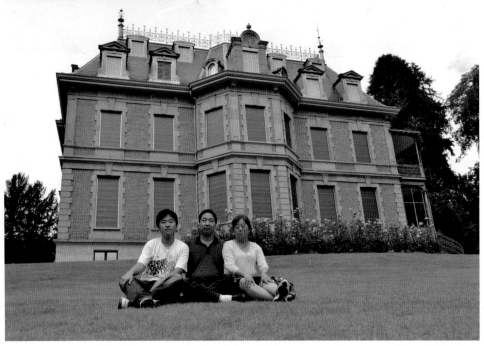

⊙ 作者生活照

序 言

随着生活节奏的加快和人们生活水平的提高，工作压力大、生活不规律、饮食不节制、情绪波动大等问题正在成为新的社会问题，影响着人们的身心健康。肝的疏泄及脾的健运在维持身体健康中起着尤其重要的作用。在过往治疗中，结合辨证将柔肝健脾的治疗法则运用于临床均取得了良好疗效，现总结经验推广于众，以使广大民众受益。

《柔肝健脾学说》的作者苑艳娟是我教过的河北中医学院85级学生，目前在石家庄市中医院工作，她勤于耕耘，在工作中善于发现、解决问题。2002年，她提出前瞻性的研究计划——柔肝健脾法治疗肿瘤的机理研究，获得了国家留学基金管理委员会的留学基金，在德国耶拿大学附属医院完成了柔肝健脾科研方基因层面的研究工作。回国后她又对柔肝健脾科研方进行了动物实验和临床研究。2011—2015年，她响应国家中医药管理局的号召，又在瑞士国际疗养院的中医科传承中医文化，为中医文化的繁荣和持续发展做出了不可忽视的贡献。

《柔肝健脾学说》也是她成长、求学、研究及工作经历的写照。本书结合中、西医学的特性，引证中医古籍，运用分子生物学、生物化学、药物组学、免疫遗传学、基因组学、光学成像技术、实验动物科学、统计学等手段对柔肝健脾科研方做了毒理试验；在作用机理研究方面，自细胞基因水平、动物实验到临床层面进行了逐层探讨；列举了针、推、拔罐、灸疗措施的具体方法、应用禁忌；对预防乳腺癌的养生、食疗方法，预防性自查方法，乳腺癌术后的康复锻炼方法做了详尽的阐述，同时将应用柔肝健脾法则治疗取效的国内外典型病例一一做了剖析，是适合医学生、从事临床和医学研究工作以及医学爱好者们的读物。

最后，对于本书的顺利出版表示祝贺！

国医大师：李佃贵

辛丑年秋月

自 序

　　学中医不易，做一个好中医更难。然而，只要有治病救人的责任心和振兴中医的使命感，潜下心来学习，善于思考，勇于创新，就一定能有所作为。现代科学技术的发展对古老的中医药来说是挑战，但是如果使其精华为中医药所用，那便是机会！

　　本书将利用中医传统文化、现代分子生物学、基因靶点、生物化学知识诠释柔肝健脾法、柔肝健脾科研方治病防病的原理，并阐述其临床应用价值，体现了"尊古不泥古，创新不失宗"的研究理念，展示了学科发展需要多学科的交叉融合、人为文化的融入。

　　希望此书对中医从业人员和中医爱好者进一步研究和发展中医起一个抛砖引玉的作用，也激励自己在各种环境下自强不息，不致沉沦和放弃自己的理想。

　　在此感恩本研究的每个参与者及为本研究提供资金和便利的各级单位，感恩单位领导和同事的理解与支持。

苑艳娟

2021 年 10 月

前　言

柔肝健脾学说是在脏腑辨证、经络辨证、八纲辨证的理论基础上结合脏腑的功能特征，以肝脏和脾脏作为主要研究对象而产生的一系列以调理肝脾为主要防治手段的理论体系。

本书首先从中医理论和现代医学（即西医理论）这两个角度对肝脏和脾脏在人体中的结构位置以及两者所起到的生理功能进行了论述；然后论述了柔肝健脾科研方产生的理论基础及在柔肝健脾法指导下形成的一系列临床实用技术。详细内容主要包括以下几个方面：叙述了柔肝健脾科研方组方的理论基础、药物组成以及各组成药物的药性、药效特点和功能主治；讲述了柔肝健脾科研方的制备方法、成品检测手段、毒理实验方法和结论以及临床适用范围；对应用现代分子生物学技术、基因组学和化学组学等手段在基因细胞学水平、动物学水平和临床应用三个层面进行的研究和结论进行了详细报告；对以柔肝健脾法为主要治疗手段具有效验的国内外典型病例进行了分析；论述了在柔肝健脾法指导下形成的一系列预防疾病及养生的中医适宜技术，包括针灸、按摩、泥灸、拔罐、特定电磁波治疗仪的应用以及食疗养生。本书中还探讨了乳腺的解剖位置、解剖形态、组织结构，预防乳腺疾病的自查方法和乳腺癌围手术期及术后长期的康复锻炼方法。

柔肝健脾科研方即早期的柔肝健脾饮，因剂型扩张，此方在本书中以"柔肝健脾科研方"命名。

目　录

第一章　柔肝健脾法产生的背景

第一节　柔肝健脾法产生的背景基础

柔肝健脾的立法是我在全国名中医刘亚娴教授（我的研究生导师）和已故国医大师李士懋教授的带领下结合自己的临床实践总结出来的，启蒙于《黄帝内经·素问》"治病必求于本""百病生于气"、《仁斋直指方论》"血为百病之胎"，以及《脾胃论》"百病皆由脾胃衰而生"，并考虑到慢性疾病和肿瘤的发生发展大多与体虚、气郁、血瘀、痰结、浊毒有关。

柔肝健脾科研方组方的补脾中药既能补各种虚损又直击以上病因之本。这里的"柔肝"并非仅指疏肝，肝属木，喜条达而恶抑郁，只有当肝处于柔和舒适的状态时才能保持气机的条畅，因此当肝气郁结时，不仅要疏肝理气，还要养肝护肝、滋养肝血。也就是说，柔肝含有两种含义：疏肝气及养肝血。健脾还包含补脾，即健脾行气，运化水湿；补益脾气，化生气血，培土生元，而元气是人体生命活动的动力和源泉。

我自2001年年底开始以此科研方申请2002年前瞻性研究计划奖学金，获得了国家留学基金管理委员会留学基金资助。我的柔肝健脾科研方促乳腺癌细胞株 MCF-7 肿瘤细胞凋亡机理的研究是在德国耶拿大学（哲学家马克思、恩格斯及诸多诺贝尔奖获得者就读成长的摇篮）附属医院肿瘤内科的肿瘤分子实验室完成的。其预试验在2002年年末、2003年年初中国非典型性肺炎传播前期和控制期间利用宫颈癌细胞株 HELA-60 在河北医科大学中西医结合学院的分子生物试验室由徐华周老师协助完成。后期延续研究，如毒理试验及对肿瘤相关基因的调节作用和临床试验得到了河北医科大学动物实验中心、河北省人事厅专家处、河北医科大学第四医院以及石家庄市中医院、石家庄市科学技术局、新华区政府、新华区科学技术局、石家庄市新华区人民医院在资金或技术上的大力支持。

柔肝健脾科研方处方立法的严谨性、合理性、有效性在细胞水平及动物实体水平的抗癌活性和临床近期疗效已得到实验验证，为进一步推广应用奠定了基础。

第二节　柔肝健脾法的应用范畴

一、指导预防疾病的发生

随着现代化进程的加快及经济的发展，人们的生活方式也发生了变化。工作、生活压力带来的神经、情志方面的疾病日益增多，预防疾病成为民需。现以肝、脾两脏为例提出预防疾病的 3 条建议，将柔肝健脾法应用于日常生活中，指导人们开启科学的生活方式，以预防疾病的发生。

（一）保持心情舒畅

（1）肝喜条达，肝脏代谢功能与人的情志活动密切相关，所以养生先要保持心情舒畅。

（2）避免思虑过度。脾为后天之本，也就是说脾脏消化、输布的水谷精微是人体赖以生存的物质基础。思虑伤脾，思虑过度不但影响人的精神活动，更影响脾的传输能力，故在生活中要及时化解矛盾，避免积虑情绪影响身体健康。

（二）避免摄入引起肝脾损伤的食物

（1）避免食用直接从冰箱中取出的食物，从冰箱中取出的水果或酸奶等，要放置在常温环境下，待升到常温后或加热后再食用，避免损伤胃肠的消化能力。

（2）避免食用过期或被霉菌污染的食物。食物存放不当或放置过久会滋生细菌、病毒，故食用前应检查是否在保质期内、是否有保质期内的质变，经过仔细检查没有问题后再食用。

（3）避免过多的油脂摄入。油脂影响脾的运化功能，过多的油脂沉积在肝脏中可能会引发脂肪肝、肝硬化等疾病。

（三）避免辐射、钝物损伤

辐射是人类健康的"隐形杀手"，应合理应用会产生辐射的电器，拒绝食用含有放射性元素或被放射性物质污染的食物。此外，生活中要注意保护身体，免受外来伤害，尤其是钝物造成的伤害，此类伤害多具有隐匿性，要格外注意防范检查。

二、治疗疾病

在临床中结合辨证将柔肝健脾法应用于治疗常见病、多发病、慢性病以及肿瘤相关的疾病取得了良好疗效，尤其在治疗乳腺癌（乳腺癌在中国发病率为45.29/10 万）方面已经有了更加系统的研究和良好的疗效。

柔肝健脾法可用于对抗肿瘤放、化疗时产生的副作用，以及肿瘤术前准备和术后恢复期减轻手术并发症。此外，还可控制带瘤生存期的消耗性症状及疼痛的产生。

第三节　肿瘤研究概况

自 20 世纪 70 年代美国理查德·尼克松总统提出"向癌症宣战"，签署《国家癌症法案》以来，世界范围内肿瘤的发病率日益上升，肿瘤致死的人数也日趋增加。截至 2020 年年底的统计资料显示，我国居民恶性肿瘤死亡率比 20 世纪 70 年代中期增加了 83.1%。下面列举 2015 年中国及世界肿瘤相关的情况。

一、肿瘤流行病学的数据

2015 年，我国现存肿瘤患者约为 750 万人，全国共新发恶性肿瘤 392.9 万例，发病率为 285.83/10 万，中标发病率为 190.64/10 万，世标发病率为 186.39/10 万，0 ～ 74 岁人群累计发病率为 21.44%。从年龄分布看，恶性肿瘤的发病率随年龄的增加而上升。具体来说，从 40 岁开始发病率快速升高，发病人数主要集中在 60 岁。同时发现肿瘤发病率具有地域相关性，其中西部 249.51/10 万，中部 283.33/10 万，东部 316.03/10 万。

二、2015 年我国肿瘤患者死亡情况

2015 年流行病资料显示：我国因肿瘤死亡的患者共 233.8 万例，其中男性患者 148.0 万例，女性患者 85.8 万例。

三、对肿瘤研究的投资情况

2015 年中国肿瘤医疗服务市场规模为 3 200 亿元，其中药物治疗占据约

50% 的市场份额。肿瘤患者会经历初期筛查诊断、中期治疗、后期姑息治疗（安宁疗护）3 个阶段，2015 年姑息治疗市场规模为 430 亿元，占据 15% 的市场份额。患者每月平均花费为 1 ～ 2 万元，主要用于低剂量的放疗、化疗、其他辅助药物、辅助治疗手段及心理治疗等。目前姑息治疗在我国的渗透率仅为 20% ～ 30%，随着患者对减轻痛苦、改善生活质量和临终关怀服务要求的提高，姑息治疗的渗透率会有较大的上升空间，也就是说对中医辅助治疗手段的需求会进一步增加。

四、面对肿瘤疾病西医出现的困惑

西医治疗癌症早、中期采用手术，术后及晚期则采用生物治疗或放、化疗，而化疗药物及放射治疗的毒副作用会严重影响患者的生活质量。肿瘤细胞的变异性及抗药和耐药性也会影响疗效。

西药的治疗作用与毒副作用呈现基本对等性，西医没有好的药物来对抗慢性疾病，所以国外把自然疗法（类似于我国广义的中医，我在德国期间每周有两个半天在自然疗法诊室工作，在输出中医技术的同时也学到许多西化的中医技术）称为西医的补充替代疗法。如今，乳腺癌已成为危害妇女健康的常见恶性肿瘤之一，国家癌症中心 2019 年数据统计显示，在我国乳腺癌年发病约为 30.4 万人，如何治疗乳腺癌成为当今临床讨论的热点。西医在治疗乳腺癌时分别采用了手术、放疗、热疗、化疗、介入、生物治疗等手段，依然未找到根治方案，正如在 2006 年两院院士大会上，我国著名肿瘤化疗专家孙燕院士对记者所说："传统的西药化疗药物都具有细胞毒性，在杀伤肿瘤细胞的同时，也会对骨髓、消化道、肝、肾等某些正常组织和细胞带来损害。"运用中药防治乳腺癌及其他肿瘤势在必行。

五、面对肿瘤疾病中医表现出的优势

中医治疗疾病时把人与自然看作一个动态的变化的整体，结合"望、闻、问、切"明辨疾病的标本、虚实，发生、发展和愈后治疗手段、治疗方法灵活多样。中药处方是在"天人相应"，以及药物的性、味、归经理论，经络辨证、八纲辨证及脏腑辨证理论指导下结合临床实践、社会实践产生的。根据中药不同的性、味、归经以及病症所在脏腑的不同，参照古代医学先辈的相关论述——季节与脏腑相应理论，情志与脏腑相应理论，五行学说即脏腑之间的生、克与传化理论，症与脏腑的相关性等，通过调整用药的药味和药量来达到预期的治疗目的。

第四节 自己所做的学术选择

我研究肿瘤学术方向的确定深受我的成长环境和工作经历的影响。

一、成长环境

我出生在晋州市城北一个美丽的乡村。村南的砖窑，以及每个生产队所从事的粉条加工、草篮编织、服装缝制等手工业使得勤劳的人们有了基本的生活保障。我的父亲是乡村里的针灸师，他自幼受舅父的熏陶，熟悉经络的运行和穴位的功效。"文化大革命"后恢复了中医，在"一根银针治百病的时代"，他曾有一段时间业余开展针灸工作，救治身边的患者（后因去晋州市交通运输局后勤部工作而中断）。我还没有上小学时就跟在父亲的身边，会帮助父亲清洗、整理针盒。在目睹一个个慢性病患者经父亲的精心调治康复后，我小小的心灵就埋下了长大也要当医生的种子。

实话说，小时候我也是一个贪玩的小女孩，农村又有"重男轻女"的观念，我能顺利上完高中走向高考，考取河北中医学院也经历了两个人生转折。

第一个转折是我上小学三年级时，因贪玩数学单元考试只考了40分，回家吃饭时虽低着头，但还是被精明的父亲给看穿了，父亲想借此中断我的学习。好在我的四爷爷为我说情，说"一次考试不能决定终身，小娟属大器晚成的孩子"，算是让我继续学了下去，感谢有这么好的爷爷。说起我的四爷爷苑守智，"文化大革命"前他是晋县第一中学（今晋州市第一中学）的校长，后退休在家。我小时候经常去四爷爷家玩耍，有兴趣时四爷爷会教我读故事、背诵诗词，在四爷爷的眼里，我是个聪明伶俐、能成就大事的孩子。此外，我也受益于我的姥爷，姥爷曾是私塾里的先生，晚年双眼远视，我们每周末或放学了过去姥姥家，姥爷会让我和哥哥及表哥、表姐一起给他读报纸和书籍，遇到生僻字姥爷就戴上老花镜给我们讲解，我现在想起来才明白，姥爷是在培养我们爱读书的习惯。

成就我的除了父母勤劳、明智、朴实的品质外，还有我的大叔和四叔。我的大叔曾经是北京章光101毛发再生精厂的书记，大婶是北京人民艺术剧院的化妆师和管理人员。在我小的时候，他们从北京回老家探望爷爷奶奶时带给我们诸多新的观念，告诉我们学习知识的重要性。在我上高二时大叔还给我买了一块梅花牌的女式手表寄到我就读的学校——晋县第一中学，鼓励我珍惜青春年少的好时光。我的四叔是我家的后邻（但在我小学毕业时搬到了离我们稍远一点的地方），在四叔家里我读到了开启我人生智慧的杂志——《知识就是力量》，从此对文化知识的热爱和追求伴随了我的整个人生，使我在遇到挫折和困难时相信这仅仅是一个短暂的过程，使我拥有克服困难的勇气和方法，使我永不放弃。

第二个转折是在 1980 年我考上了晋县第六中学（现晋州市第六中学）上高中，由于经常头疼（当时成绩很好），医生说是"女孩子用脑过度"，我家就中断了我的学业，让我回家干起了农活，也意味着我当一名医生的愿望第二次夭折。有一次下地干活时碰到教中学化学的老师，也是我三爷爷家的一个婶婶，她听说了我的情况后带我去看了中医，仔细检查发现是慢性鼻炎引起的，吃了些感冒药就好了些，我就重新参加了中考，1982 年考取了晋县第一中学继续上高中，之后才有机会参加高考。1985 年我以 483 分的成绩被河北中医学院录取，终于开始了作为一名医师的医学基础学习。在学习过程中，承蒙在教务处工作的表叔师顺平老师的谆谆教诲和督促，我读了大量的对临证有益的医学书籍。但是我的慢性鼻炎一直断断续续地发作，在我的高中和大学生涯甚至到今天还会在我劳累时影响我的身体健康。

二、工作经历

1990 年我于河北中医学院毕业，被分配到石家庄市新华区医院工作，医院院长建议我选妇科或外科。当时是实施计划生育政策的关键时刻，妇科做流产手术是当时的"自然规律"了，向来主张善待生命的我只能选择外科。虽然外科也有手术，但这种治病救人造成的创伤与流产引发的创伤有本质的差异。由于当时计划经济向市场经济过渡，石家庄市新华区医院采用了与河北医科大学第二医院、第三医院及河北省人民医院联营合作的经营模式，外科是综合骨病、骨伤、普外、胃肠肝胆、腺体外科的联合大外科，学中医的我进入外科自然要比西医专业的学生付出更多的辛苦。在结婚后 3 个月时我怀孕了，当时我还没有出实习期，为了工作，为了让我拯救的患者享受高质量的服务，我只能放弃我第一个可爱的宝贝，去做了流产。随后就是在工作中努力向各位专家学习他们宝贵的经验，并把中医知识、中医理念运用到临床实践中，取效甚佳，经验就这样逐渐积累起来。比如，大承气汤治疗颈椎高位骨折后的便秘、高热及颅脑外伤引发的脑水肿后遗症，补阳还五汤用于颈椎骨折后高位截瘫的恢复，海藻玉壶汤治疗甲状腺结节，等等。随着医院现代化改革的发展，各大医院高层病房的建设、启用，这种合作模式终止，对我向肿瘤方向转型发展产生了重要影响。

三、学术方向确定

由于人类疾病谱的变化，肿瘤的发生率逐渐上升，治愈率却不尽如人意。既有全面的中医基础理论和临证经验，又有外科经验的我对人体脏腑、骨骼、解剖部位、神经走向、淋巴和血管流向及分布有清晰的了解，有助于我对肿瘤的局部浸润或各种转移途径做出正确的判断，这样更有利于指导临床用药和防治。因此，我认为我在治疗肿瘤上更能发挥学术优势，能更好地为患者服务，解除病痛。

随之我先后攻读了《丹溪心法》《格致余论》《中医精华浅说》《医学衷中参西录》《诸病源候论》《脾胃论》《衰老逆转分化控制与肿瘤治疗》《AJCC癌症分期手册》《金匮要略》《伤寒论》《理虚元鉴》《肿瘤内科医师查房手册》《实用中西医结合肿瘤内科学》《恶性肿瘤中医辨治与案例》《肿瘤内科诊治策略》《黄帝内经》《针灸探微》《温病条辨》《朱良春用药经验集》《朴炳奎治疗恶性肿瘤经验撷萃》《怪病妙治选析》《全息医学大全》《中国中西医结合杂志》《中医杂志》《河北中医》《辽宁中医杂志》《现代中西医结合杂志》《癌症》《饮食与肿瘤》《Brustkrebs、Naturhell kunden》《die Chiruagie、Gesund auf Flugreise》《Ernarung nach fuenf Elenment》《Spriger Aufgaben》《Akupunktur、Akupunktur》，并系统学习了中西医结合硕士研究生班的课程，这些理论知识的学习为现在进行临床、科研工作奠定了重要的理论基础。我还利用周末、节假日、年休假及后期读在职研究生期间跟随刘亚娴老师学习中医治疗肿瘤的经验，并在化疗内科系统学习了化疗的基本知识，掌握了相关医学的新技术，以有效将中医与西医结合起来，形成最优化的诊疗技术。

第二章 柔肝健脾科研方产生的渊源

第一节 柔肝健脾科研方产生的理论基础

中医是中华文化的精髓，它涵盖了自然科学和社会科学。中医治病讲求"理、法、方、药"。理，即医学及医学相关理论知识，是医学的基础理论知识、临床经验、社会科学、天文、地理、历史、社会阅历的综合；法，即在理论基础上结合患者病情拟定计划实施的治疗法则；方，即在治疗法则的理论指导下选方遣药（或制定其他中医手段的治疗方法），可用成方，也可根据病情需要及药味归经按照"君、臣、佐、使"的组方原则进行新的组方，包括煎制方法、服用时间和服用方法、服用过程中的饮食禁忌；药，即方剂中所涉及的各种药物，或中药饮片，或自然药材粗加工需煎制的中药。

柔肝健脾是运用中医理论治疗疾病的一种方法，是我在临床中防治癌症和慢性疾病过程中最常应用的治疗理念。在这种理念指导下，我组建了柔肝健脾科研方，并应用现代化的科研方法对其在基因、细胞层面及动物实验中的作用机理做了诠释。当将其应用于乳腺癌患者时，临床观察证实其提高了乳腺癌患者的生活质量和近期疗效；将此法应用于其他癌症和慢性疾病，也均收到了可期的效果。

第二节 中医古籍对肿瘤的描述

唐代孙思邈《备急千金要方》记载："夫众病积聚，皆起于虚，虚生百病，积者，五脏之所积；聚者，六腑之所聚。"此即孙思邈对肿瘤病因的论述。

宋代陈自明《妇人大全良方》："若初起，内结小核，或如鳖、棋子，不赤不痛。积之岁月渐大，巉岩崩破，如熟石榴，或内溃深洞，血水滴沥，此属肝脾郁怒，气血亏损，名曰乳岩，为难疗。"宋代杨士瀛《仁斋直指方论》："癌者，上高下深，岩穴之状，颗颗累垂，裂如瞽眼，其中带青，由是簇头，各露一舌，毒根深藏，穿孔透里，男则多发于腹，女则多发于乳，或项或肩或臂，外证令人昏迷。"此二则记载了乳癌的症状和病因。

明代陈实功《外科正宗》对"乳岩"（即乳腺癌）也有记载："聚结成核，初如豆大，渐若棋子，半年一年，二载三载，不疼不痒，渐渐而大，始生疼痛，痛则无解，日后肿如堆栗，或如覆碗，紫色气秽，渐渐溃烂，深者如岩穴，凸者若泛莲，疼痛连心，出血则臭，其时五脏俱衰，四大不救，名曰乳岩。凡犯此者，百人百必死。如此症知觉若早，只可清肝解郁汤或益气养荣汤，患者再加清心静养，无挂无碍，服药调理只可苟延岁月。若中年已后，无夫之妇得此，死更尤速。"

明代朱橚等人编撰的《普济方》中记载："气血流行，则上为汁，下为月水。上下通达，不失常度，是谓平人。宜通而塞，则为痛……吹奶、妒乳、乳痈其实则一，只分轻重而已。轻则为吹奶、妒乳，重则为痈。"这里记述了乳腺癌的病症发生及转归的表现。

清代高秉钧《疡科心得集》："夫乳岩之起也，由于忧郁思虑积想在心，所愿不遂，肝脾气逆，以致经络痞塞，结聚成核。"清代邹岳《外科真诠》："乳癖……年少气盛，患一二载者……可消散；若老年气衰，患经数载者不治，宜即（节）饮食，息恼怒，庶免乳岩之变。"此二则记载对乳腺癌的起病原因、病程进展进行了论述。

民国初年张寿颐所撰《疡科纲要》记载："治之于早，虽有大证而可以消散于无形。"此则阐述了对于癌症早防早治的重要性。

第三节 中医对肿瘤病因、病机、治疗理念的论述

"正气存内，邪不可干"是《黄帝内经·素问》所推崇的健康境界，也是自然健康的核心理念。人体脏腑功能正常，正气旺盛，气血充盈流畅，卫外固密，外邪难以入侵，内邪难以产生，疾病就不会发生。

宋代陈自明《妇人大全良方》："凡妇人、女子乳头生小浅热疮，搔之黄汁出，浸淫为长，百种疗不差者，动经年月，名为妒乳……宜以赤龙皮汤及天麻汤洗之，傅（敷）二物飞乌膏及飞乌散佳，始作者可傅（敷）以黄芩漏芦散及黄连胡粉散并佳。"此则指出了"妒乳"的治疗方法。

明代陈实功《外科正宗》中有"忧郁伤肝，思虑伤脾，积想在心，所愿不

得志者，致经络痞涩，聚结成核……名曰乳岩"的记载，认为乳腺疾病与情绪密切相关。

清代叶天士《临证指南医案》中有"女子以肝为先天"之言，强调肝脏对女子的重要程度及治疗疾病时调理肝脏的重要性。

明代朱震亨《丹溪心法·六郁》曰："气血冲和，万病不生，一有怫郁，诸病生焉。故人身诸病，多生于郁。""郁"是起病的主要原因。其弟子戴元礼在校补《金匮钩玄》时也强调指出："郁者，结聚而不得发越也，当升者不得升，当降者不得降，当变化者不得变化也。此为传化失常，六郁之病见矣。"

《黄帝内经·素问·经脉别论篇》曰："饮入于胃，游溢精气，上输于脾，脾气散精，上归于肺，通调水道，下输膀胱。水精四布，五经并行。"明代张介宾《景岳全书·非风·论痰之本》曰："凡非风之多痰者，悉由中虚而然。夫痰即水也，其本在肾，其标在脾。在肾者，以水不归原，水泛为痰也；在脾者，以食饮不化，土不制水也。"

《理虚元鉴》曰："治虚有三本，肺、脾、肾是也，肺为五脏之天，脾为百骸之母，肾为性命之根，治肺、治脾症之宗；立斋究明补火，谓太阳一照，阴火自弭。"

李杲《脾胃论》曰："胃中元气盛，则能食而不伤，过时而不饥。脾胃俱旺，则能食而肥。脾胃俱虚，则不能食而瘦；或少食而肥，虽肥而四肢不举，盖脾实而邪气盛也。……夫饮食不节则胃病，胃病则气短、精神少而生大热，有时而显火上行，独燎其面。"《黄帝针经》云："面热者，足阳明病。胃既病，则脾无所禀受，脾为死阴，不主时也，故亦从而病焉。形体劳役则脾病，脾病则怠惰嗜卧，四肢不收，大便泄泻；脾既病，则其胃不能独行津液，故亦从而病焉。"

《黄帝内经·素问·举痛论篇》曰："余知百病生于气也，怒则气上，喜则气缓，悲则气消，恐则气下，寒则气收，炅则气泄，惊则气结。"说明许多疾病由脏腑经脉气机失调所致，正如张介宾的《类经·疾病类》所说："气之在人，和则为正气，不和则为邪气。凡表里虚实，逆顺缓急，无不因气而生，故百病皆生于气。"

《外科正宗·乳痈论》中的"忧郁伤肝，思虑伤脾，积想在心，所愿不得志者，致经络痞涩"指出了乳岩的病因、病机。

金元四大家之一的李杲在《脾胃论·脾胃胜衰论》中曰："大抵脾胃虚弱，阳气不能生长，是春夏之令不行，五脏之气不生。脾病则下流乘肾，土克水，则骨乏无力，是为骨蚀，令人骨髓空虚，足不能履地，是阴气重叠，此阴盛阳虚之证。大法云，汗之则愈，下之则死。若用辛甘之药滋胃，当升当浮，使生长之气旺。言其汗者，非正发汗也，为助阳也。"

综上所述，肿瘤的发生多与忧思郁怒，伤及脾胃，日久正气虚弱，或者其他诱因引起的正气虚、邪气侵袭有关。肿瘤发病有个过程，通常由难治的慢性病发展而来，因此要尽早干预慢性疾病，达到治愈或控制其发展的目的。柔肝健脾法正是通过调和肝脾、补益正气来阻止致病因素的产生和侵害，切中病机，治愈疾病。

第三章 现代医学和中医对肝的论述

第一节 现代医学对肝的论述

一、肝的结构

（一）肝的结构位置

肝脏主要位于右季肋区和腹上区，大部分肝为肋弓所覆盖，仅在腹上区、右肋弓间露出并直接接触腹前壁，上面则与膈及腹前壁相接。从体表投影看，肝脏上界在右锁骨中线第 5 肋骨，右腋中线平第 6 肋骨处；肝脏下界与肝前缘一致，起自肋弓最低点，沿右肋弓下缘左上行，至第 8、9 肋软骨接合处离开肋弓，斜向左上方，至前正中线，到左侧至肋弓与第 7、8 软骨的接合处。一般认为，在成人肝脏上界位置正常的情况下，如在肋弓下触及肝脏，则多为病理性肝大。幼儿的肝下缘位置较低，露出到右肋下一般均属正常情况。

（二）肝的结构形态

肝脏是人体内最大的内脏，正常肝脏呈红褐色，质地柔软。成人的肝脏重量相当于体重的 2%。据统计，我国成人肝脏的重量，男性为 1 157 ～ 1 447g，女性为 1 029 ～ 1 379g，最重可达 2 000g 左右。肝脏的长、宽、厚平均值分别约为 25.8cm、15.2cm、5.8cm。肝脏分为左右两叶，左叶小而薄，右叶大而厚。在肝脏下边中央有一个门，叫作肝门，有血管、神经和淋巴管从这里进入肝脏，负责把肝脏分泌的胆汁输送出来的胆总管也是从这里出肝，把胆汁送到胆囊和十二指肠里去。

（三）肝的组织结构

肝脏构造的基本单位是肝小叶，肝小叶的直径约 1.5mm。在显微镜下可以清楚地看到肝小叶内有无数不规则的多边形肝细胞。肝小叶中央有 1 ～ 2 根中央静脉血管，肝细胞围绕中央静脉呈放射状排列。

二、肝的生理功能

　　肝脏是人体内最大的消化腺，也是体内新陈代谢的中心站。据估计，在肝脏中发生的化学反应有 500 种以上。实验证明，动物在完全摘除肝脏后即使给予相应的治疗，最多也只能生存 50 多个小时，这说明肝脏是维持生命活动必不可少的重要器官。肝脏的血流量极为丰富，约占心排血量的 1/4，每分钟进入肝脏的血流量为 1 000～1 200mL。肝脏的主要功能如下：进行糖的分解、储存糖原，参与蛋白质、脂肪、维生素、激素的代谢，解毒，分泌胆汁，制造凝血因子，调节血容量及水、电解质平衡，产生热量，等等。在胚胎时期肝脏还有造血功能。

（一）肝的代谢功能

1.肝与糖代谢

　　单糖经小肠黏膜吸收后，由门静脉到达肝脏，在肝内转变为肝糖原进行储存。一般成人肝内约含 100g 肝糖原，仅够禁食 24h 之用。肝糖原在调节血糖浓度以维持其稳定中具有重要作用。当劳动、饥饿、发热时，血糖大量消耗，肝细胞又能把肝糖原分解为葡萄糖进入血液循环，所以患肝病时血糖常有变化。

2.肝与蛋白质代谢

　　经消化道吸收的氨基酸在肝脏内进行蛋白质合成、脱氢、转氨等，合成的蛋白质进入血循环供全身器官组织需要。肝脏是合成血浆蛋白的主要场所，由于血浆蛋白可作为体内各种组织蛋白的更新之用，所以肝脏合成血浆蛋白的作用对维持机体蛋白质代谢有重要意义。肝脏将氨基酸代谢产生的氨合成尿素，经肾脏排出体外。所以患肝病时血浆蛋白减少，血氨可能升高。

3.肝与脂肪代谢

　　肝脏是脂肪运输的枢纽。消化吸收后的一部分脂肪进入肝脏以后再转变为体脂而储存。饥饿时，储存的体脂可先被运送到肝脏，然后进行分解。在肝脏内，中性脂肪可水解为甘油和脂肪酸，此反应可被肝脂肪酶加速，甘油可通过糖代谢途径被利用，而脂肪酸可完全氧化为二氧化碳和水。此外，肝脏还是体内脂肪酸、胆固醇、磷脂合成的主要器官之一。当脂肪代谢紊乱时，可使脂肪堆积于肝脏内形成脂肪肝。

4.肝与糖代谢

肝脏是调节血糖浓度的主要器官。当饭后血糖浓度升高时，肝脏利用血糖合成糖原。过多的糖可在肝脏内转变为脂肪以及加速磷酸戊糖循环等，从而降低血糖，维持血糖浓度的恒定。当发热、劳动、饥饿时，血糖大量消耗，血糖浓度降低，肝细胞又能把储存的肝糖原分解为葡萄糖进入血液循环，提高血糖水平；同时糖异生作用加强，使一些非糖物质，如脂肪、蛋白质、丙酮酸、乳酸等转变为糖原再生成葡萄糖送入血中调节血糖浓度，不使其过低。因此，人在患有严重肝病时，易出现空腹血糖降低的现象，这主要是肝糖原储存减少以及糖异生作用障碍的缘故。

5.维生素、激素代谢

肝脏可储存脂溶性维生素，人体95%的维生素A都储存在肝脏内，肝脏也是维生素C、维生素D、维生素E、维生素K、维生素B_1、维生素B_6、维生素B_{12}、烟酸、叶酸等多种维生素储存和代谢的场所。正常情况下，血液中各种激素都保持一定含量，多余的经肝脏处理失去活性。当患肝病时，可能出现雌激素灭活障碍、醛固醇和抗利尿激素灭活障碍，出现肝掌、毛细血管扩张等临床表现。

（二）激素的调节功能

激素合成于内分泌器官，以微量调节人体各种功能。大多数激素在肝脏内发生化学变化并排出，如甲状腺激素、雌激素、醛固酮和抗利尿激素都在肝脏内进行代谢，所以肝病较重时会出现激素水平失衡。

（三）免疫功能

肝脏是最大的网状内皮细胞吞噬系统。肝静脉窦内皮层含有大量的库普弗细胞，具有很强的吞噬能力，门静脉血中99%的细菌经过静脉窦时被吞噬。因此，肝脏的这一过滤作用的重要性极为明显。可见肝具有一定的神经内分泌免疫调节（neuroendocrine immunomodulation，NIM）网络的功能机制。在神经内分泌免疫系统之间，存在多种神经递质、神经肽、激素及免疫因子所介导的相互作用与调节机制，在整体水平上构成NIM网络，NIM网络是维持机体内环境及生理功能平衡和稳定的基础。

（四）解毒功能

在机体代谢过程中，门静脉收集自腹腔流来的血液，血液中的有害物质及微生物抗原性物质将在肝内被分解和清除。肝脏主要有4种解毒方式：①化学方法：如氧化、还原、分解、结合和脱氧作用；②分泌作用：一些重金属如汞，以及来自肠道的细菌，可随胆汁分泌排出；③蓄积作用；④吞噬作用。肝脏是人体的主要解毒器官，它可保护机体免受损害，使毒物成为无毒的或溶解度大的物质随胆汁或尿排出体外。

（五）凝血功能

人体有12种凝血因子，其中4种都是在肝内合成的，肝脏是人体内多种凝血因子的主要合成场所。因此，肝脏在人体的凝血和抗凝两个系统的动态平衡中起着重要的调节作用。肝脏受损时可能会引起凝血因子缺乏，从而造成凝血时间延长及发生出血倾向，肝损伤程度与凝血障碍程度相平衡，严重时会导致出血甚至死亡。

（六）肝脏的胆汁分泌作用

肝细胞能不断地生成胆汁酸和分泌胆汁，胆汁在消化过程中可促进脂肪在小肠内的消化和吸收。每日经胆管输送到胆囊的胆汁有 $600 \sim 1\,100\text{mL}$，胆囊在这一过程中起浓缩和排放胆汁的作用。

（七）肝脏参与人体血容量的调节，热量的产生，水、电解质的调节

1. 调节血液循环量

正常时肝内静脉窦可以储存一定量的血液，在机体失血时，从肝内静脉窦排出较多的血液，以补偿周围循环血量的不足。

2. 参与水和电解质的调节

若肝脏受损则可能会出现水钠潴留、水肿、腹水等。同时，肝脏是脂肪的运输枢纽，消化吸收后的一部分脂肪进入肝脏，之后再转化为体脂储存起来。饥饿时，储存的体脂先被送到肝脏，再进行分解。安静时机体的热量主要由身体内脏器官提供；劳动和运动时产生热的主要器官是肌肉。在人体的各脏器中，肝脏是代谢较为旺盛的器官，安静时肝脏血流温度比主动脉高 $0.4 \sim 0.8\text{℃}$，说明其产热较大。

第二节　中医对肝的论述

一、肝的结构位置

肝位于腹腔，横膈之下，右胁之内，胆附于肝。

二、中医理论对肝的功能体系的论述

《黄帝内经·素问·六节藏象论》曰："肝者，罢极之本，魂之居也；其华在爪，其充在筋，以生血气，其味酸，其色苍，此为阳中之少阳，通于春气。"

《黄帝素问直解》曰："肝者，将军之官，如熊罴之任劳，故为罢极之本。"

《知医必辨·论肝气》曰："人之五脏，惟肝易动而难静，其他脏有病，不过自病，……唯肝一病，即延及他脏，……肝为将军之官，如象棋之车，任其纵横，无敢当之者。五脏之病，肝气居多，而妇人尤甚。治病能治肝气，则思过半矣。"

《黄帝内经·素问·阴阳离合论篇》曰："三阳之离合也，太阳为开，阳明为阖，少阳为枢。"

总之，中医理论中，肝是指一个功能体系，不仅指肝这个脏器本身，还包括肝脏本身、与之相表里的胆囊及经络所属的范围即协助肝脏本身完成功能的各组织器官。"肝为将军之官，谋略出焉。""肝为罢极之本。""肝主疏泄和藏血。""肝在体主筋，开窍为目，在志为怒，五行属木。""天人相应，肝对应的季节为春天，对应的颜色为绿色，对应的五味为酸即酸入肝，主升主动。"可见，中医所述的肝是以功能为单位的组合体。

三、中医理论对肝脏功能的论述

（一）肝主疏泄

"疏泄"一词始见于《素问·五常政大论篇》，其曰："发生之纪，是为启陈。土疏泄，苍气达。"这里的"土疏泄"指木气条达，土得木制化而疏通。朱丹溪首倡肝司疏泄，《格致余论·阳有余阴不足论》有云："主闭藏者肾也，司疏泄者肝也。"明代薛立斋《内科摘要·卷下》正式提出"肝主疏泄"。自此以后，历代医家多引述肝主疏泄的功能。古代医家以自然界树木生发特性来类比肝的疏泄作用，肝像春天的树木，条达疏畅，充满生机。疏，即疏通；泄，即发越。疏泄，即疏通畅达宣泄之意。所谓肝主疏泄，是指肝具有保持全身气机疏通畅达、通而不滞、散而不郁的作用。肝主疏泄的功能反映了肝脏主升、主动、主散的生理特点，是调畅全身气机、推动血和津液运行的重要环节。现从以下方面略谈肝主疏泄对人体的整体调节功能。

1."肝主疏泄"对气、血、水、津的影响

（1）"肝主疏泄"对气机的影响。肝的生理特性是升、动、散。其疏可使气的运行通而不滞；其泄，可使气散而不郁，这对气机的疏通、畅达、升发起着重要作用。调畅气机既是肝主疏泄的重要功能，也是肝行施疏泄功能的基础。如果肝失疏泄，则气的升发不足，气机的疏通和发散不力，因而气行郁滞、气机不畅，出现胸胁、少腹等胀痛不适，常称作"肝气郁结"。这在临证中较为常见。治疗法则：舒肝理气，可用四逆散或柴胡舒肝散。

（2）"肝主疏泄"对血液运行的影响。气不但可以推动血液的运行，而且有固摄血液不外溢的作用。此外，气还具有促进血液化生和滋养脏腑器官及四肢百骸的功效。肝在舒泄正常，即气机调畅的情况下，可以通过储藏血液来调节全身各器官中的血量。清代唐宗海《血证论》曰："肝主藏血，血生于心。下行胞中，是为血海。凡周身之血，总视血海为治乱，血海不扰，则周身之血，无不随之而安。肝经主其部分，故肝主藏血焉。至其所以能藏之故，则以肝属木，木气冲和条达，不致遏郁，则血脉得畅。"若肝失疏泄，则影响血液运行。疏泄太过，肝气冲乱，则"血横决，吐血，错经，血痛诸证作焉"；疏泄不及，肝气郁结，血行滞涩，则可形成血瘀，而出现胸胁刺痛，或为症积。唐宗海主张"里者，和其肝气"，并用小柴胡汤加当归、赤芍、丹皮、桃仁等治疗经络脏腑瘀血时周身上下疼痛。由此足以说明肝主疏泄对人体血液的重要枢纽作用。故对于血病的辨治，尤当重视调畅肝气。

（3）"肝主疏泄"对水、津代谢的影响。气可以推动水液的运行、津液的化生。水液的输布有赖气的推动，是随着气机的升降而行，凡有水液、津液的地方，气无处不在。肝的疏泄活动具有调节三焦气机、通调三焦水道的作用。所以，肝脏对人体水液代谢有着重要的调节作用。如果肝脏的疏泄功能失常，气机运行不畅，三焦水道不利，就会导致水液和津液的输布、代谢遇到障碍，聚积而成痰液。痰与气交阻于咽喉，则形成梅核气；或停滞于局部，在上焦而成为悬饮，中焦为鼓胀，下焦为癃闭；或泛滥于肌肤而为水肿。《血证论》："气与水本属一家，治气即是治水，治水即是治气。是以人参补气，以其生于北方，水中之阳，甘寒滋润，大生津液，津液充足而肺金濡润。肺主气，其叶下垂以纳气。得人参甘寒之阴，内具阳性，为生气化水之良品，故气得所补益焉。"所以凡三焦水液之病，当注重疏肝理气，所以治水常用行气的药物。

2."肝主疏泄"与情志的关系

情志活动与肝的疏泄功能密切相关，肝主疏泄的一个重要功能就是调畅情志。情志以血（精）为本（物质基础），以气为用（功能基础），情志异常对机体的影响也主要表现为干扰正常的气血运行。肝主疏泄功能之所以能影响人的情志活动，实际上是由肝主疏泄，调畅气机，促进血液运行的生理功能所派生出来的。肝的疏泄功能正常则气机调畅、气血和调，心情亦开朗。肝失疏泄，气机不畅，在情志上则表现为郁郁寡欢、情志压抑，称为"因病致郁"；反之，情志活动异常会导致气机失调，也常影响肝的疏泄功能。在人的情志活动中，对肝主疏泄影响最大的是怒，即所谓的怒伤肝。怒可分为暴怒和郁怒两种情况。暴怒，《素问·举痛论篇》曰："怒则气上。"故暴怒可使肝气上逆，甚至于肝风内动，而引发一系列临床表现，此称为"因怒致病"。郁怒是敢怒而不敢言，情志不得发泄，可致气郁、气滞，使肝失疏泄，除出现肝气郁结的表现外，进而可发展为肝郁犯胃，称为"因郁致病"。杨上善云："肝脏……主守神所出入，通塞悲乐。"强调了肝气对情志、神志的调节作用。治疗上亦从疏达肝气入手，如《素问·六元正纪大论篇》曰："木郁达之。"《伤寒论》曰："胸满烦惊……谵语……用柴胡加龙骨牡蛎汤。"

3."肝主疏泄"与诸脏腑的关系

（1）"肝主疏泄"对肺主宣降的影响：肺居上焦而主气，所主之气借肝之疏调而得以正常宣降。若肝失疏泄，气机郁滞，则肺气必为不利，出现喘息、胸满等症在所难免，如《医学入门》中所说的"惊忧气郁，惕惕闷闷，引息鼻张气喘，呼吸急促而无痰声者"。《素问·经脉别论篇》所说的"有所堕恐，喘出于肝"；《素问·咳论篇》所说的"肝咳之状，咳则两胁下痛"均揭示了肝失疏泄、肺失宣降而致喘咳的机制。临床亦多见肝郁内伤基础的外感，每于情绪欠佳则感邪而作，治疗上当以疏肝达郁、宣利肺气、发散外邪为法。

（2）"肝主疏泄"对心主血藏神的影响：心位于上焦，主血而藏神。然血的正常运行有赖于气的推动，而气机条达、血液运行均有赖于肝主疏泄的功能。若肝失疏泄，气机郁滞，则宗气不畅，心血为之瘀阻，常致胸痹、心痛等；若大怒伤肝，肝气悖逆，上乘及心，则为惊悸、怔忡、厥心痛甚至昏迷等症。《难经·十难》曰："假令心脉急甚者，肝邪干心也。"《灵枢·杂病》曰："心痛引小腹满……刺足厥阴。"由临床经验可知，情志因素是心血管疾病重要的致病和诱发因素。

（3）"肝主疏泄"对脾胃运化的影响：脾胃处中焦，主运化水谷精微，是以脾的升清和胃的降浊，即脾胃的气机升降来概括的。肝主疏泄有助于脾升胃降的协调，只有肝气和顺，气枢常运，脾升胃降才能调和不病，达到"中焦如沤"的效果。所以《素问·宝命全形论篇》曰："土得木而达。"若肝失疏泄，木不疏土，升降乖戾，则会直接影响脾胃运化。脾气不升则飧泄、便溏，脾气不通则腹胀、腹痛，称为肝脾不和；胃气不降，反而上逆，则嗳气、呃逆、泛酸、恶心、呕吐，胃气不通则胃脘胀痛，称为肝胃不和，可使用柴胡疏肝散、逍遥散、左金丸进行治疗。正如《血证论》所说："木之性主于疏泄，食气入胃，全赖肝木之气以疏泄之，而水谷乃化。设肝之清阳不升，则不能疏泄水谷，渗泄中满之症，在所不免。"

（4）"肝主疏泄"对肾与膀胱气化功能的影响：肾居下焦，主水。水虽赖于肾阳的蒸化，但与肝气的疏达也不无关系。若肝气不畅，势必影响肾与膀胱的气化，气化不利则为癃、为闭、为淋，或为水液泛滥之病等。《素问·大奇论篇》曰："肝壅……不得小便。"《难经·十六难》曰："假令得肝脉……闭淋，溲便难。"这些记载均是肝失疏泄，致肾与膀胱气化失常的证机。我的老师临证也有水肿（狼疮肾）、淋证（泌尿系感染）验案，以柴胡剂进行治疗，疏化而利，效若桴鼓，是肝主疏泄对肾与膀胱及水液代谢影响的有力佐证。

（5）"肝主疏泄"对胆的影响：肝胆相连，胆内储胆汁，胆汁来源于肝，为肝之余气所化，而胆汁泄注于小肠有赖于气机的调畅。所以胆的活动、胆汁的分泌与排泄取决于肝主疏泄的功能。肝疏泄如常，则胆汁排泄通畅，有助于食物的消化吸收。若肝失疏泄，影响胆汁的分泌与排泄，胆汁量少而稠，排泄不畅，则胁肋胀痛、口苦、纳食不香、厌油腻，甚至发生黄疸。所以临证中，胆系疾病当以疏利肝胆为法，且须保证心情舒畅。

（6）"肝主疏泄"对男精、女经的影响：阴器为肝经所过，男子的排精、女子月经与肝主疏泄也有密切关系。男精的正常排泄是肝肾二脏合作的结果，肝疏泄如常则精液排出通畅有度；肝失疏泄，则精出过度或不畅。临床所见阳痿、不射精、慢性前列腺炎都与肝失疏泄有关。以阳痿为例，器质性病变的不足10%，多为心因性，通过疏达肝气、调畅情志可获得较好疗效。气血调和是女子经血排泄通畅有度的重要条件。若肝气条达，血脉流通，冲脉之气旺盛，血海充盈，则经期正常，经行通畅；若肝疏泄无权，气乱血乱，冲任失司，血海蓄溢失常，则行经先后不定期，经量或多或少，甚至崩漏。气郁则血行瘀滞，冲任失畅，故经色暗红、经行不畅；若血行不畅，不通则痛，则见痛经，甚则胞脉阻塞，可发为闭经。肝气郁结，气滞于肝经，而肝的经脉布于胸胁过小腹，加之经前或经期冲脉气盛，两因相合，则影响冲任气血流畅，致使肝的经脉塞滞，可见经前、经期乳房胀痛。众多医家认为，女子以肝为先天，妇科经病多与肝失疏泄有关，以疏肝解郁法进行治疗，往往收效。

（7）"肝主疏泄"对其他器官的影响：有学者研究发现肝主疏泄与大脑皮层的兴奋和抑制以及自主神经，特别是交感神经功能状态关系密切，而肝气郁结与中枢神经对精神情绪调节功能的异常密切相关。钟氏等发现甲亢患者有部分肝功能异常，根据中医理论，这种异常可能主要是肝主疏泄异常所致，表明肝主疏泄功能与甲亢的发病机理似有一定的关系。严氏等发现肝郁患者及肝郁型大鼠免疫功能下降，从而认为中医肝主疏泄的理论有其现代免疫学基础。中医肝的主体功能应当包括现代医学的免疫系统的功能。凌氏认为肝在脑与消化功能间起桥梁作用，肝主疏泄与脑肠肽具有相关性，所以肝失疏泄所致的肝气郁结除有精神情志异常外，常出现纳呆、嗳气、腹胀、脘腹痛、腹泻等消化道症状。有学者经研究认为肝主疏泄的功能在机体心理应激中起着决定性的作用，中医的肝是机体调节心理应激反应的核心。总之，肝主疏泄的实质在于保持全身气机的流畅，调节人体精、气、神、血、水的正常运转，肝的疏泄功能是人体脏腑功能活动的基本形式的概括。赵羽皇说："盖肝性急善怒……故发于上，则头眩、耳鸣而或为目赤；发于中，则胸满胁痛而或作吞酸；发于下，则少腹疼疝而或溲溺不利；发于外，则寒热往来，似疟非疟。凡此诸证，何莫非肝郁之象乎。"《读医随笔》曰："医者善于调肝，乃善治百病。"《内经》曰："升降出入。"又曰："疏其气而使之调。"故东垣之讲"脾胃"，河间之讲"玄府"，丹溪之讲"开郁"，天士之讲"通络"，未有逾疏肝之义者也。可知肝失疏泄可致百病，而善于调肝，使肝之疏泄如常，亦能治百病。因此，肝主疏泄功能对机体整体调节的作用具有重大的临床意义。

（二）肝主藏血

肝主藏血体现在以下两方面。

1.调节血量

当人体处于相对安静的状态时，部分血液回流到肝进行储存；当人体处于活动状态时，则血运输到全身，以供养各组织器官的功能活动。

2.供血滋养肝脏本身

肝脏只有在充足的血液滋养下才能发挥正常的生理功能，当肝血不足时在体则出现血不荣筋、筋脉失养的现象，严重时会出现四肢拘挛、屈伸不利、抽搐、爪甲欠润等症状，在目则出现眩晕眼花、视力减退、视物不清、云翳感等症状。

第四章 现代医学和中医对脾的论述

第一节 现代医学对脾的论述

一、脾的结构

（一）脾的结构位置

脾呈扁椭圆形，暗红色，质软而脆，当局部遭受暴力打击时易破裂出血。脾为腔隙性脏器，位于腹腔的左上方，胃底与膈之间，与第 9～11 左肋相对，其长轴与第 10 肋一致。正常情况下左肋弓下缘不可触及。在脾附近，胃脾韧带及大网膜中，常可见到暗红色、大小不等、数目不等的副脾。

（二）脾的形态结构

脾分为内、外两面，上、下两缘，前、后两端。内面凹陷，与胃底、左肾、左肾上腺、胰尾和结肠左曲为邻，称为脏面。脏面近中央有一条沟，是神经、血管出入之处，称为脾门。外面平滑而隆凸，与膈相对，称为膈面。上缘有 2～3 个切迹，称脾切迹。脾大时，脾切迹仍存在可作为触诊的标志。

（三）脾的组织结构

1.脾的整体结构

脾的表面有结缔组织形成的包膜，包膜自多处向脾实质内延伸、分支，并互相吻合，形成小梁。肉眼观看脾的切面，可见到一些零散的直径为 0.2～0.7mm 的灰色小结节，这些灰色小结节称为白髓。其余部分为暗红色，称为红髓。白髓与红髓之间的区域叫作边缘带。白髓是包围在中央动脉外面的淋巴组织，是淋巴细胞的居住地，也是脾脏产生淋巴细胞的主要基地。红髓分布在白髓周围，由脾索和血窦组成，脾索由网状纤维和网状细胞构成，呈网眼状，并与静脉窦壁相连接形成支架，其间有大量的各种血细胞。边缘带厚度为

80 ～ 100μm，是淋巴细胞和抗原物质交流通行的过道。

2.脾的神经分布

支配脾脏的神经主要是腹腔交感神经节后纤维，由脾门伴随脾动脉进入脾脏，其中胆碱能神经除与脉管系统伴随分布外，在脾组织实质内也有分布，且分布于不同结构的神经纤维相互连接。脾交感神经对脾脏免疫功能的影响主要表现在两个方面：调节脾脏血液灌流量和脾免疫细胞功能。脾交感神经电生理活动与内毒素呈剂量依赖关系，内毒素剂量越大，脾交感神经电生理活动强度越高，潜伏期越短，脾脏血液灌流量越低，说明脾交感神经对内毒素的敏感性较高，能快速调节脾脏血流量，使之表现出相应的免疫反应。研究还发现，全身发热引起的脾脏交感神经冲动释放，会引起脾脏细胞因子相关基因表达的改变，其中以 IL-1、IL-6 最为明显，但对免疫功能影响的具体作用尚不明确。脾脏的神经纤维处于结构不断重塑、功能不断改建之中，这与机体不断接受刺激，免疫系统与神经内分泌系统同时不断地感受刺激、协调功能、做出应答和调节有关。

二、脾的生理功能

（一）脾脏参与免疫

脾是人体最大的周围淋巴样器官——免疫器官，具有免疫调节的作用。当机体受到细菌、病毒、微生物或真菌感染时，脾脏中的巨噬细胞、淋巴细胞就会将其吃掉，同时脾脏会产生一种保护性抗体并及时清除致病微生物；脾脏在受到毒物侵袭时还会产生免疫球蛋白、细胞介质及补体进行抵御。抗原抗体发生反应，出现急、慢性炎症时脾脏会肿大。

（二）脾能净化血液

脾是血液循环中重要的过滤器，脾索和边缘区能清除血液中的异物、病菌以及衰老死亡的细胞，特别是红细胞和血小板。因此，脾功能亢进时可能会引起红细胞及血小板的减少。

（三）脾脏是人体的"血库"

当人体休息、安静时，脾储存血液；当人体处于运动、失血、缺氧等应激状态时，脾又将血液排送到血循环中，以增加血容量。这个特性与肝脏相似。

（四）脾具有造血功能

胚胎早期的脾有造血功能，但自骨髓开始造血后，脾渐渐变为一种淋巴器官，在抗原刺激下能产生大量淋巴细胞和浆细胞，脾内仍含有少量造血干细胞，当机体严重缺血时或某些病理状态下，脾可以恢复造血功能。

（五）脾储存血液

脾窦内可以储存约 40mL 血液，能够在小范围内调节血容量。当机体血容量严重不足时，脾内平滑肌的收缩可以将储存的血液排入血循环，脾随即缩小。

第二节　中医对脾的论述

一、脾的结构位置

《医学入门》曰："脾居中脘一寸二分……形扁似马蹄，又如刀镰。"

《医贯》曰："脾……其色如马肝赤紫，其形如刀镰。"

《难经》曰："脾重二斤三两，扁广三寸，长五寸（注：这是指西医中的脾），有散膏半斤（注：这是指西医中的副脾）。"

二、中医理论对脾的功能体系的论述

中医的脾是一个功能体系，既有有形的脏器脾本身和与之相表里的胃腑，又有与之相关联的经络所属范围，即协助脾脏本身完成功能的各组织器官。脾为仓廪之官，五味出焉。脾为后天之本；脾主运化，主统血；脾开窍于口，其华在唇；在体主肌肉、四肢；五行属土；在志为思，在液为涎；五味甘入脾，对应的颜色为黄色，对应的季节为仲夏，旺于四时。

《黄帝内经·素问·灵兰秘典论篇》曰："脾胃者，仓廪之官，五味出焉。"

《慎斋遗书·渴》曰："脾为太阴之脏，藏精气而不泄。盖食多不饱，饮多不止渴，脾阴不足也。"

《中医基础理论》曰："脾为后天之本，气血生化之源。"

《黄帝内经·素问·痿论篇》曰："脾主身之肌肉。"对脾的生理功能做了描述。

《医宗必读·痰饮》曰："脾为生痰之源。"对脾的病机进行了描述。

《医经原旨》曰："脾主运化，胃司受纳，通主水谷，故皆为仓廪之官。"

《黄帝内经·素问·五脏生成》曰："脾主运化水谷之精，以生养肌肉，放主肉。"

《脾胃论》曰："内伤脾胃，百病由生。"

《素问·金匮真言论篇》曰："腹为阴，阴中之至阴，脾也。"

《医宗必读·脾胃后天本论》曰："脾何以为后天之本？盖婴儿既生，一日不食则饥，七日不食则肠胃涸绝而死。"

《医学衷中参西录》曰："脾为太阴，乃三阴之长，故治阴虚者，当以滋脾阴为主，脾阴足自能灌溉脏腑也。"

《素问·太阴阳明论篇》曰："四肢皆禀气于胃而不得至经，必因于脾，乃得禀也。今脾病不能为胃行其津液，四肢不得禀水谷气，气日以衰，脉道不利，筋骨肌肉，皆无气以生，故不用焉。"

《素问·阴阳应象大论篇》曰："清阳实四肢。"

三、中医理论对脾脏功能的论述

（一）脾主运化

运化水谷也就是消化，即将水谷的营养成分运送到脏腑经络、四肢百骸乃至筋肉皮毛，各组织得到充分的濡养以正常行使其生理功能，使机体保持健康。脾一方面保障自胃受纳的水谷能够腐熟，经脾的运化到达各脏腑器官、四肢百骸，供其行使各自的功能；另一方面使水谷精微之气化成统领人体的气，温煦营养各脏腑并防止内脏下垂。

（二）脾主统血

"统"是统摄控制的意思，脾主统血指的是：统摄血液在脉内运行，提供约束力和控制力，不使其溢出脉外，维持正常的血液循环。脾主统血是通过气的固摄作用来体现的。脾气是一身之气分布到脾脏的部分，一身之气充足，脾气必然充盛；脾气健运，一身之气自然充足。气足则能摄血，故脾统血与气摄血是统一的。中医五行理论中肝脾两脏呈肝木克脾土的相克关系，在此脾的统血又与肝主藏血的生理功能相似，在功能上相互制约和补充。

（三）脾主身之肌肉

脾有维持肌肉正常功能的作用，是与脾主运化的功能分不开的。脾主运化水谷精微和津液，以化生气血，并将其输送布散到全身各处肌肉中来供养肌肉，保证肌肉活动的充足能量，使肌肉发达丰满，壮实有力。若脾的运化功能失常，肌肉失去滋养，则肌肉逐渐消瘦，甚则痿软松弛。所以，健脾益气可改善身体虚弱状态。

1.脾主四肢

四肢是相对于躯干而言的,又称"四末"(人体之末),人体的四肢只有通过脾运化的水谷精微的滋养,才能发挥正常的生理功能。四肢的营养输送全赖于清阳的升腾宣发,脾主运化和升清,脾气健运,四肢营养才充足,以维持其正常功能。四肢即诸阳之本,又为太阴脾所主,四肢的强弱体现脾气的盛衰。

2.脾为百骸之母

百骸是相对于四肢而言的。生理上脾为后天之本,全身皆为脾所主。脾为阴土,易虚难实,易陷难升,病变多为虚证而易顽难起。

第五章　柔肝健脾科研方的药味组成、剂量及变味组方

第一节　柔肝健脾科研方的药味组成、剂量

一、柔肝健脾科研方组成

生晒参 10g、白术 9g、茯苓 9g、生甘草 6g、桔梗 9g、白芍 10g。

二、柔肝健脾科研方用法

（一）传统水煎

柔肝健脾科研方一剂放入砂锅，加 500mL 自来水或带矿物质的水浸泡 1h，上火煎至沸腾改文火煎 15min，将药液滤出，加 200mL 水继续煎如上法，并将两煎混合，滤出 300～330mL 药液，分 2 次温服。也有患者让药房代煎，代煎后的药液存放在 4℃的冰箱内，存放时间不得超过 2 周。服用前水浴或在蒸锅内加热后温服。

（二）柔肝健脾科研方制粉剂

将各味药物混合，用电动粉碎机粉碎，通过 0.2mm 筛过滤制成粉剂，每日早、晚饭前 0.5h 各服 5g，用 200mL 饮用平衡水煮沸，待降至室温后口服。

（三）柔肝健脾科研方制成丸剂（水丸）

将各味药物混合，用电动粉碎机粉碎，通过 0.2mm 筛过滤制成粉剂，由指定药房按照制备丸剂的标准制成丸剂，每日早、晚饭前 0.5h 各服 6g，用 200mL 饮用水送服。

三、柔肝健脾科研方的功能

益气健脾、疏肝养血、缓急止痛。

四、柔肝健脾科研方主治

气血虚证；脾虚肝郁；放、化疗副作用，如恶心、呕吐、咽干、放射性溃疡，甚至手足厥逆、指趾端麻木、咳嗽喘息、面色萎黄、语声低微、气短乏力、食少便溏、癌性疼痛、筋经挛缩、舌淡苔白、脉虚弱等。

五、使用柔肝健脾科研方的宜忌

（1）凡热证与实证者禁用。
（2）热性体质经常便秘、湿阻中焦、胃脘胀满者不宜服用。
（3）服药期间禁油炸煎炒、寒凉之品。

中药成方绝不是靠各味中药成分的简单组合来发挥作用的，而是在特定环境下产生新的组成成分，发挥其特有的疗效。柔肝健脾科研方的临床验案和药物机理、临床研究将在后面章节重点论述。

第二节　柔肝健脾科研方经典的变味组方

一、五行理论中肝、脾与心的关系及变味组方

《黄帝内经·素问·灵兰秘典论篇》中的"脾胃者，仓廪之官，五味出焉"高度概括了脾胃的生理功能。脾胃同属土，居于身体中央，生理相依，病理相及，共主运化，所以《黄帝内经》中多脾胃同论。《脾胃论》中说："脾胃不足，是火不能生土，而反抗拒，此至而不至，是为不及也。"心火不足可以影响到脾土的运行，若心火旺也可以乘土，又可以影响肝木生发，说明脾并非独立的系统，与心火密不可分。组方：白术（君）、人参（臣）、甘草（佐）、芍药（佐）、黄连（使）、黄芩（臣）、桑白皮（佐）。

《脾胃论》中还说："夫胃病其脉缓，脾病其脉迟，且其人当脐有动气，按之牢若痛，若火乘土位，其脉洪缓，更有身热心中不便之证。此阳气衰弱，不能生发，不当于五脏中用药法治之，当从《黄帝内经·素问·脏气法时论篇》中升降浮沉补泻法用药耳。

"若脉缓，病怠惰嗜卧，四肢不收，或大便泄泻，此湿胜，从平胃散。若脉弦，气弱自汗，四肢发热，或大便泄泻，或皮毛枯槁，发脱落，从黄建中汤。脉虚而血弱，于四物汤中摘一味或二味，以本显证中加之。或真气虚弱，及气短脉弱，从四君子汤。或渴，或小便闭涩，赤黄多少，从五苓散去桂，摘一二味加正药中。"

二、五行理论中再论肝与脾的关系及变味组方

五行中脾属土，肝属木，木旺则克土。腹中痛者，重用甘草、白芍药，稼穑作甘，甘者己也；曲直作酸，酸者甲也。甲己化土，此仲景妙法也。腹痛兼发热，加黄芩；恶寒或腹中觉寒，加桂。

怠惰嗜卧，有湿，胃虚不能食，或沉困，或泄泻，重白术，必要时配苍术；自汗，重白术，加黄芪、浮小麦。

腹胀，脾胃中气不和者，但加浓朴以破滞气，然亦不可多用，于甘草五分中加一分可也。腹中夯闷，此非腹胀，乃散而不收，可重用芍药收之。血虚则里急，或血气虚弱，或目睛痛者，皆加当归身。

头痛者，加川芎；苦头痛，加细辛，此少阴头痛也；发脱落及脐下痛，加熟地黄。

三、五行理论中肝、脾与肺的关系及变味组方

肺为金脏，主气、司呼吸，调节肺的气机升降。脾主运化，消化水谷为精微，运化到各脏腑百骸。土能生金，脾失健运则水湿内停，当侵袭肺脏时导致肺内的津液凝为痰液。故肺为贮痰之器，脾为生痰之源，在病理上说明脾肺的相关性。

若咳嗽，肺气短促，或不足者，则重用人参补气、用白芍药活血养血。中焦用白芍药，肝体阴用阳，补肝体为肝用。木不克土，脾中升阳，使肝胆之邪不敢犯也。当于本证中随所兼见证加减。假令表虚自汗，春夏加黄芪，秋冬加桂枝。

四、五行理论中肝、脾与肾的关系及变味组方

五行中脾属土、肝属木、肾属水，肾为先天之本，脾为后天之本。脾与肾的关系如下：一方面体现在先天与后天相互滋养、相互促进，脾主运化，依赖命门火的温煦，肾主藏精，需要脾精来补偿；另一方面体现在水液代谢上，脾主运化水湿，上输于肺，灌溉四旁，肾为水之脏，蒸腾汽化水液。"乙癸同

源，肝肾同治""人始生，先成精，精成而脑髓生""肾生髓，髓生肝"。说明肝肾结构和功能虽有差异，但都起源于精血，生理、病理密切相关，治疗也息息相关。

脾肾阳虚会出现小便不利、五更泻等。小便不利，重用茯苓，渴亦加之。伴气弱者，重用茯苓、人参；气盛者，用赤茯苓、缩砂仁；气复不能转运，有热者，微加黄连，心烦乱亦加之。

小便少者，加猪苓、泽泻；汗多津液竭于上，勿加之。是津液还入胃中，欲自行也。不渴而小便闭塞不通，加炒黄柏、知母。

小便涩者，加炒滑石；小便淋涩者，加泽泻。不渴而小便自利，妄见妄闻，乃瘀血证，用炒黄柏、知母，以除肾中燥热。

窍不利而淋，加泽泻、炒滑石、益母草。只治窍不利者加木通亦可。

气短、小便利者去茯苓，加黄芪以补之；腹胀、腹中气不转者，甘草减一半。

五、总结

我平时调理肝、脾，在此柔肝健脾科研方中加减，如五脏证中互显一二证，各对证加药无不验，然终不能使人完复，后或有因而再至者，亦由督、任、冲三脉为邪，皆胃气虚弱之所致也。《难经》及《黄帝针经》说脾胃不足之源，乃阳气不足，盖脾胃不足，不同余脏，其治心、肺、肾有余不足，或补或泻，惟益脾胃之药不可缺，柔肝以防肝木克土。

今所立方中，有辛甘温药者，非独用也；复有甘寒之剂，亦非独用也。此所谓升降浮沉之道。肝木妄行，胸胁痛，口苦舌干，往来寒热而呕，多怒，四肢满闭，淋溲便难，转筋，腹中急痛，此所不胜乘之也。夫饮食入胃，阳气上行，津液与气，入于心，贯于肺，充实皮毛，散于百脉。脾禀气于胃，而灌溉四旁，营养气血者也。今饮食损胃，劳倦伤脾，脾胃虚则火邪乘之，而生大热，当先于心而补脾之源，盖土生于火，兼于脾胃中泻火之亢甚，主生化之源；足阳明为十二经之海，主经营之气，诸经皆禀之。言阳明、厥阴与何经相并而为病，酌中以用药，概脾胃之病，不可一例而推之，不可一途而取之，欲人知百病皆由脾胃衰而生也，毫厘之失，则灾害立生。

综上所述，各脏腑之间的功能活动既相互推动又相互制约。柔肝健脾科研方针对的也是一系列疾病，不要被肝、脾所约束。

第六章　柔肝健脾科研方的组方依据

拆方可知，柔肝健脾科研方由四君子汤、桔梗汤、芍药甘草汤 3 个经典的成方组成，下面论述各个子方的不同出处、组成、用法、配伍特点及功能主治。

第一节　四君子汤

一、四君子汤药味组成、剂量和应用

（一）四君子汤的组成

人参 9g、白术 9g、茯苓 9g、甘草 6g。

（二）四君子汤的用法

现代用法：上药入 400mL 水中，浸泡 30 ～ 60min，上火煎至沸腾，改文火煎 15 ～ 30min，将药液滤出，加 200mL 水继续煎制如上法，并将两煎混合，滤出大约 350mL 药液，分 2 次温服。也有患者让药房代煎，代煎后的药液存放在 4℃ 的冰箱内，存放时间不得超过 2 周。服用前水浴或在蒸锅内加热后温服。

（三）四君子汤的功能

补中益气、健脾和胃。

（四）四君子汤的主治

脾胃气虚证。面色萎黄、语声低微、气短乏力、食少便溏、舌淡苔白、脉虚弱。

（五）四君子汤的宜忌

（1）凡热证与实证者禁用。

（2）热性体质经常便秘、湿阻中焦、胃脘胀满者不宜服用。

（3）服药期间禁油炸煎炒、寒凉之品。

二、四君子汤的配伍特点

四君子汤，是以人参、白术、茯苓、甘草四味基本中草药为主的古方剂，主治脾胃气虚，其配伍具有温而不燥、补而不滞的特点。该方为治疗脾胃气虚证的基础方，后世众多补脾益气、补中兼运的方剂多从此方衍化而来。四君子汤原名"白术汤"，首载于《圣济总录》卷三十。从组成分析看，其由《伤寒论》中的"理中丸"脱胎，把原方中秉性燥烈的干姜去掉，换成了性质平和的茯苓，由驱除大寒变成温补中气。方中只有人参、白术、茯苓、甘草四味，不热不燥，适度施力，从了"君子致中和"的古意。

三、古代医家对四君子汤的论述

（1）《太平惠民和剂局方》曰："四君子汤治荣卫气虚，脏腑怯弱，心腹胀满，全不思食，肠鸣泄泻，呕哕吐逆，大宜服之……常服温和脾胃，进益饮食，辟寒邪瘴雾气。"方义：本证多由脾胃气虚，运化乏力所致，治疗以益气健脾为主。脾胃为后天之本，气血生化之源，脾胃气虚，受纳与健运乏力，则饮食减少；湿浊内生，脾胃运化乏力，则饮食减少；湿浊内生，脾胃运化不利，故大便溏薄；脾主肌肉，脾胃气虚，四肢肌肉无所禀受，故四肢乏力；气血生化不足，不能荣于面，故见面色萎白；脾为肺之母，脾胃一虚，肺气先绝，故见气短、语声低微；舌淡苔白、脉虚弱均为气虚之象。

（2）《医方考》曰："阳明者，胃也。胃为土，土者万物之母。《易》曰：至哉坤元，万物资生。若胃土一虚，则百骸失养，而绝其生气矣。故宗筋纵弛，不能束骨而利机关，令人手足痿弱。是方也，人参、甘草，甘温之品也，甘者土之味，温者土之气，故足以益阳明；白术、茯苓，燥渗之品也，燥之则土不濡，渗之则土不湿，故足以益脾胃。""夫面色痿白，则望之而知其气虚矣。言语轻微，则闻之而知其气虚矣……脉来虚弱，则切之而知其气虚矣。"方中以人参为君，甘温益气，健脾养胃；臣以苦温之白术，健脾燥湿，加强益气助运之力；佐以甘淡之茯苓，健脾渗湿，苓术相伍，则健脾祛湿之功益著；使以甘草，益气和中，调和诸药。四药配伍，共奏益气健脾之功。

（3）《医方集解·补养之剂》曰："此手足太阴、足阳明药也。人参甘温，大补元气，为君。白术苦温，燥脾补气，为臣。茯苓甘淡，渗湿泄热，为佐。甘草甘平，和中益土，为使也。气足脾运，饮食倍进，则余脏受荫，而色泽身强矣。"

（4）《绛雪园古方选注》曰："汤以君子名，功专健脾和胃，以受水谷之精气，而输布于四脏，一如君子之成人之德也。"

（5）《张氏医通》曰："四君子乃胃家气分之专药，胃气虚而用之，功效立见。"

（6）《伤寒绪论》曰："盖人之一身，以胃气为本，胃气旺则五脏受荫，胃气伤则百病丛生。故凡病久不愈，诸药不效者，惟有益胃、补肾两途。故用四君子，随证加减，无论寒热补泻，先培中土，使药气四达，则周身之机运流通，水谷之精微敷布，何患其药之不效哉！是知四君、六君为司命之本也。"

（7）《证治汇补》曰："四君子汤治气虚卒中自汗，及偏枯在右者。……胃虚气弱，水气上乘作喘。"

（8）《正体类要》曰："治脾胃虚弱，或因克伐，肿痛不散，或溃而不敛，或饮食少思，或欲作呕，大便不实。"

（9）《中国医学大辞典》曰："盖人身以脾胃为本，脾胃强则消化多而五脏受泽，脾胃弱则消化少而百病丛生。故凡病之久虚不愈，诸药不效者，惟有用此汤随证加减，培养中土，使消化功能健全，水谷之精微敷布，则体气自强壮。"

四、四君子汤的临床及实验研究

（一）四君子汤能改善胃肠道功能

彭有才等研究四君子汤合剂治疗老年人食欲减退且疗效显著。池小仙等应用四君子汤治疗便秘、腹泻交替、腹胀、腹痛的肠易激综合征，以及糖尿病引起的胃轻瘫、小儿腹泻等均取得良好效果。成都中医药大学彭成、万丽等的研究表明，大剂量四君子汤可影响正常小鼠胃液、胃酸、胃蛋白酶活性，促进脾虚鼠的小肠吸收功能，改善脾虚证小鼠肠系膜微循环。此外，体外试验应用滤纸片琼脂扩散法证明四君子汤具有抑制幽门螺杆菌的作用。

（二）四君子汤的抗肿瘤作用

夏绍军应用四君子汤与西药硫糖铝胶囊做对照治疗胃癌前病变，疗效比较发现：对照组总有效率为9.29%，明显低于治疗组（86.7%）。黄智芬应用柴芍四君子汤和西药治疗肝癌疼痛各30例，观察1周后发现治疗组总有效率高于对照组26.7%。

（三）四君子汤可减轻放、化疗的副作用

席蓓莉在研究中使用四君子汤对 ICR 模型小鼠进行灌胃，连续 10 日，于第 9 日注射环磷酰胺 40mg/kg，结果表明四君子汤组能够提高血清中谷胱甘肽的水平，同时能够拮抗环磷酰胺对抗氧化系统的抑制作用。谭允育、严洁研究发现四君子汤能保护 ^{60}Co 照射过的小鼠 T、B 淋巴细胞的活性，提高腹腔巨噬细胞的吞噬能力，促进 IL-1、IL-2、CSFs、TNF 和 IFN-γ 的产生，对免疫功能有广泛的调节作用。

（四）四君子汤能够增强人体免疫力

有关四君子汤治疗肺结核的个案报道早在 1959 年就已经出现了，相关研究者开始考虑其通过增强人体免疫力而达到治愈结核的疗效。杨冬花等研究发现四君子汤能调节脾虚模型鼠的 TH1/TH2 细胞因子及 CD4/CD8 比值的失衡，从而增强免疫力。

（五）四君子汤能够改善贫血，增强记忆力

临床研究发现，应用四君子汤治疗小儿缺铁性贫血以及因化疗骨髓移植而出现的贫血均有显著的疗效；在神经疾病方面，四君子汤应用于抑郁、焦虑、精神分裂症引起的记忆损害也取得较好的效果。

第二节　桔梗汤

一、桔梗汤的药味组成、剂量和应用

（一）桔梗汤的组成

桔梗 15g、甘草 6g。

（二）桔梗汤的用法

上药以水 300mL 浸泡 30～60min，武火煎至沸腾改文火煎 10min，将药液滤出，加 200mL 水继续煎制如上法，并将两煎混合，滤出大约 300mL 药液，分 2 次温服。也有患者让药房代煎，代煎后的药液存放在 4℃的冰箱内，存放时间不得超过 2 周。服用前水浴或在蒸锅内加热后温服。

（三）桔梗汤的功能

宣肺化痰、利咽止痛。

（四）桔梗汤的主治

咳嗽有痰、咽喉肿痛、喘憋气胀、乳核及其他乳腺疾病、淋巴瘤等。

（五）桔梗汤的宜忌

（1）虚寒体质者禁用。

（2）阴虚燥咳者慎用。

（3）服药期间禁苦寒性食品。

二、桔梗汤的配伍特点

桔梗汤不热不寒，性平和，寒证、热证均可应用。桔梗，味苦、辛，性平，归肺经，因其具有辛散苦泄的功能，所以能开宣肺气而利胸膈咽喉，并有较好的祛痰作用，治咳嗽痰多，不论肺寒、肺热皆可应用，与甘草相配有排脓的功效。甘草性平，归心、肺、脾、胃经，能润肺，有一定止咳平喘之效，因其性平，还有良好的解毒功效，与桔梗相伍可加强排脓解毒效果，应用于痈疽疮毒。《珍珠囊》中评价桔梗与甘草同行，说其"为舟楫之剂"，桔梗与甘草同用，可治疗上焦病证，其他药配用可引药上行达于上焦病所，而上焦为肺之所居，故该方可治肺痈、胸痛、咳吐黏痰脓血。而张仲景在《金匮要略》中以该方治肺痈，"咳而胸满，振寒脉数，咽干不渴，时出浊唾腥臭，久久吐脓如米粥"，"桔梗一两，甘草二两。上二味，以水三升，煮取一升，分温再服，则吐脓血也"，认为桔梗汤可苦辛清肺、甘温泻火，又能排脓血、补内漏。

三、古代医家对桔梗汤的论述

（1）《伤寒论·辨少阴病脉症并治第十一》曰："少阴病，二三日，咽痛者，可与甘草汤；不差者，与桔梗汤。"组成：桔梗一两、甘草二两。桔梗味苦、辛，性平，归肺经，具有宣肺利咽、祛痰排脓的作用；甘草味甘，性平，归心、肺、脾、胃经，能补脾益气、祛痰止咳、清热解毒、缓急止痛、调和诸药。此二者配伍，取甘草之泻火解毒以固本，取桔梗之宣通肺气以化痰止咳，标本兼治，相得益彰，故其止咳利咽解毒、祛痰排脓之效增强。

（2）《千金翼方》中桔梗汤组成为桔梗五钱、甘草三钱，用于治疗咽喉痛。

（3）《太平惠民和剂局方·卷七》记载的如圣汤（桔梗汤异名）配伍组成：桔梗一两、甘草二两。功效：宣肺利咽，清热解毒；主治：风邪热毒客于阴，上攻咽喉，咽痛喉痹，风热郁肺，咳嗽，胸满振寒，咽干不渴，时出浊沫，气息腥臭，久则吐脓。

（4）《金匮要略·肺痿肺痈咳嗽上气病脉证治第七》曰："咳而胸痛，阵寒脉数，咽干不渴，时出浊唾腥臭，久久吐脓如米粥者为肺痈……桔梗一两，甘草二两。上二味，以水三升，煮取一升，分温再服，则吐脓血也。"功效：宣肺止咳，祛痰排脓。

（5）《玉机微义》曰："治心脏发咳，咳则心痛，喉中介介如梗状，甚则咽肿喉痹。"

（6）《小儿药证直诀》中的甘桔汤即桔梗汤，以桔梗二两、甘草一两组方，以宣泄肺热，主治"小儿肺热，手掐眉目鼻面"。

四、桔梗汤的临床及实验研究

（一）桔梗汤的化学成分

单进军等从现代医学的角度发现桔梗汤含有 78 种以上活性成分，活性成分与靶蛋白结合具有宣肺止咳、利咽解毒、祛痰排脓的功效；其作用机理涉及多条生物通道，形成一个复杂的调控网络，如可调控 TLR4、MMP9、IKK2 等。课题还从药代动力学的角度较为系统地进行了桔梗–甘草药主要有效成分的体内相互作用研究，以期探讨两者的配伍机制。选取桔梗中的皂苷类成分——桔梗皂苷 D，甘草中主要皂苷类成分——甘草酸以及主要黄酮类成分——甘草苷、甘草素等作为研究对象，比较桔梗、甘草配伍前后体内药代动力学特征变化，并从吸收和代谢的角度探讨了两者配伍后可能导致有效成分药代动力学变化的原因。

（二）桔梗汤可减轻放疗的副作用

沈国伟、许丽羚研究发现，桔梗汤加味治疗放射性食管炎与现代药物蒙脱石冲剂进行比较收到良好疗效，治疗后生活质量（应用 Kamofsky 评分标准进行评分）有显著提高，生活质量评分增加率 17.5%；根据 VAS 疼痛评分标准，治疗组改善率为 57.5%，对照组为 15%；能够改善食欲，治疗组食欲增加率为 45%，对照组食欲增加率为 12.5%。

（三）桔梗汤可改善呼吸系统的功能

李茯梅在仲景桔梗汤的药理研究中提出，桔梗汤可通过增加肺和呼吸道的排泄量使痰液稀释而易于排出。郑秀琴在桔梗汤加减治疗支气管扩张随机平衡对照研究中应用中药 34 例，与西医常规治疗 30 例（祛痰、引流、抗感染、支气管扩张剂）做比较，疗程为 7 天。以双肺湿啰音和哮鸣音消失，咳嗽、咳血、咳浓痰消失为痊愈标准。结论：治疗组总有效率（94.12%）高于对照组总有效率（83.33%）。

（四）桔梗汤对代谢功能——糖耐量的影响

桔梗汤有刺激大鼠胰腺外分泌的作用，在一定计量范围内与使用量成正相关。通过口服 75g 葡萄糖耐量试验（GTT）探讨桔梗汤对糖耐量的影响，得出的结论是：桔梗汤使糖耐受量增强，糖耐受量异常者服用桔梗汤后变为正常或趋正常化。

（五）桔梗汤具有抗肿瘤的功能

宋杨等研究发现甘草桔梗皂苷对酪氨酸酶合成有抑制作用，酪氨酸酶是合成黑色素酶的关键酶，在人体内与色素障碍性疾病及恶性黑色素瘤的发生与疗效有关。

第三节　芍药甘草汤

一、芍药甘草汤的药味组成、剂量及应用

（一）芍药甘草汤的组成

芍药 12g、甘草 12g。

（二）芍药甘草汤的用法

上药加水 250mL 浸泡 30 ～ 60min，武火煎至沸腾改文火煎 15min，将药液滤出，加 200mL 水继续煎制如上法，并将两煎混合，滤出大约 300mL 药液，分两次温服。也有患者让药房代煎，代煎后的药液存放在 4℃的冰箱内，存放时间不得超过 2 周。服用前水浴或在蒸锅内加热后温服。

（三）芍药甘草汤的功能

调和肝脾、缓急止痛。

（四）芍药甘草汤的主治

主治：伤寒伤阴、筋脉失濡、腿脚挛急、心烦、微恶寒、肝脾不和、脘腹

疼痛。现用于血虚津伤所致的腓肠肌痉挛、肋间神经痛、胃痉挛、胃痛、腹痛、坐骨神经痛、妇科炎性腹痛、痛经，以及十二指肠溃疡、萎缩性胃炎、胃肠神经官能症、急性乳腺炎、颈椎综合征等阴血亏虚、肝脾失调引起的疾病。

（五）芍药甘草汤的禁忌

（1）挛急加四肢厥冷者慎用。

（2）喜热怕冷、沉迟者，忌用。

二、芍药甘草汤的配伍特点

芍药甘草汤甘苦合用，有人参的气味，双补气血；又酸甘和而化阴滋阴液。两药互根互用，方中白芍味苦、酸，性微寒，《本草正义》称白芍能"补血，益肝脾真阴而收摄脾气之散乱，肝气之恣横"，具有补血调经、平抑肝阳、柔肝止痛、收敛阴液之功。甘草味甘性平，有健脾益气、复脉安神、祛痰止咳、缓急止痛之效。两药合用，共奏补益收敛、柔肝缓急、调和肝脾、解痉镇痛、止咳平喘、养心安神等功效。

三、古代医家对芍药甘草汤的论述

（1）《伤寒论》第二十九条曰："伤寒脉浮，自汗出，小便数，心烦，微恶寒，脚挛急，反与桂枝欲攻其表，此误也。得之便厥、咽中干、烦躁吐逆者，作甘草干姜汤与之，以复其阳；若厥愈足温者，更作芍药甘草汤与之，其脚即伸。"第三十条曰："胫尚微拘急，重与芍药甘草汤，尔乃胫伸。"可见芍药甘草汤在《伤寒论》中仅以治疗太阳病误服桂枝汤而使阴阳皆伤，经过治疗阳虽恢复，但营阴仍不足，无以养筋，致使脚挛急一证。但历代医家运用本方治疗的病症范围较为广泛。

（2）《症因脉治》：明代秦景明把芍药甘草汤称为"戊己汤"，有"戊己汤，伐肝扶脾，调敛中州，故名戊己"的记载。

（3）《医方考》中芍药甘草汤组成：白芍药、甘草（炙）各四两。不通则痛，腹中不和，气逆而有浊阴，此但用甘酸化阴之法，而逆气自消，亦高明柔克之义。

（4）《类编朱氏集验医方》中的"去杖汤"，主治脚弱无力，行步艰辛。组成：赤芍药六两、甘草一两。用法：上㕮咀，每服 9 g，用水 250 mL，煎至 150 mL，空腹时服。

（5）《医学心悟》曰："腹中痛，其寒热、食积、气血、虫蛊、辨法亦与心痛相符。惟有肝木乘脾、搅肠沙（痧）、腹内痛，兹三症有不同耳。《经》云：诸痛皆属于肝，肝木乘脾则腹痛。仲景以芍药甘草汤主之，甘草味甘，甘者，己也；芍药味酸，酸者，甲也。甲己化土，则肝木平，而腹痛止矣。"

（6）吴遵程曰：芍药甘草汤"专治荣中之虚热，其阴虚阳乘，至夜发热，血虚筋挛"。

（7）《魏氏家藏方》中的芍药甘草汤以白芍、甘草按 12：1 配伍，主治湿热脚气，血虚腰腿痛。

（8）《医门八法》中的芍药甘草汤以白芍、甘草按 3：1 配伍，主治胃气痛。

四、芍药甘草汤临床和实验研究

（一）芍药甘草汤对癌症晚期的调节作用

许树才在临床中应用芍药甘草汤治疗癌症晚期患者取得良好疗效，研究显示芍药甘草汤除可缓解疼痛外，还能提高患者生活质量，这可能与其解痉、止痛、抗炎作用及对病变异常兴奋状态的强力抑制、镇静作用有相关性。其中，芍药对疼痛中枢和脊髓性反射弓的兴奋有镇静作用，因此能治疗中枢痛性或末梢性的筋系挛急，以及因挛急而引起的疼痛。芍药、甘草中的成分有镇静、镇痛、解热、抗炎、松弛平滑肌的作用，两药合用后，这些作用确能显著增强。

（二）芍药甘草汤活性成分对脑组织有保护作用

芍药甘草汤活性成分对脑组织的保护作用机理在于抑制脑组织免疫炎症反应、抑制氧化反应、抗谷氨酸毒性、改善脑血流、抗神经细胞凋亡和保护神经元。芍药甘草汤在治疗脑卒中、帕金森病、癫痫等神经系统疾病方面取得显著疗效。

（三）芍药甘草汤在妇科中的应用

芍药甘草汤可明显解除子宫平滑肌痉挛，拮抗催产素引起的子宫收缩，对子宫前列腺素的生成有抑制功能。芍药甘草汤的药理研究进展表明芍药甘草汤治疗不孕、排卵障碍疗效显著，具有抗过敏、抗炎作用。

（四）芍药甘草汤对药代动力学的影响

中南大学甘平平博士的研究显示：芍药甘草汤对紫杉醇药代动力学有影响。芍药甘草汤中的内酯苷、芍药苷、甘草苷能够影响紫杉醇药物代谢。

综上所述，芍药甘草汤具有多途径、多靶点的药理优势，在临床中合理应用会取得可期的疗效。

第七章　柔肝健脾科研方中各组成药物个性分析

第一节　人　参

一、概述

【别名】红参、高丽参、生晒参、白干参、大力参等。

【拉丁文名】*Panax ginseng* C.A. Meyer。

【性味归经】味甘、微苦，性温。归脾、肺经。

【功效】补气、固脱、生津、安神、益智。

【主治】体虚欲脱、肢冷脉微、脾虚食少、便溏、气虚乏力、肺虚咳喘、津伤口渴、内热消渴、久病虚羸、惊悸、失眠、阳痿宫冷。

【用量】15～90g。

【宜忌】

（1）实证、热证忌服。

（2）服人参当天或24h内忌萝卜，忌茶、辛辣等刺激性食物。

（3）《药性论》曰："马蔺为使，恶卤咸。"

（4）《医学入门》曰："阴虚火嗽吐血者，慎用。"

（5）《月池人参传》曰："忌铁器。"

（6）《药品化义》曰："凡脾胃实热，肺受火邪，喘嗽痰盛，阴虚劳怯，失血初起，胸膈痛闷，噎膈便结，有虫有积，皆不可用。"

（7）《本草经集注》曰："茯苓为使，恶溲疏，反藜芦。"

（8）《雷公药对》曰："畏五灵脂，恶皂荚、黑豆，动紫石英。"

（9）忌与葡萄同吃，葡萄中含有鞣酸，极易与人参中的蛋白质结合生成沉淀，影响吸收，降低药效。

（10）忌用五金炊具煎煮。

二、各代医家对人参的论述

《神农本草经》曰："补五脏，安精神，定魂魄，止惊悸，除邪气，明目，开心，益智，久服轻身延年。"

《本草纲目》曰："治男妇一切虚证，发热、自汗、眩晕……吐血、嗽血、下血、血淋、血崩、胎前产后诸病。"

《名医别录》曰："疗肠胃中冷，心腹鼓痛，胸胁逆满，霍乱吐逆，调中，止消渴，通血脉，破坚积，令人不忘。"

《药性本草》曰："主五脏气不足，五劳七伤，虚损瘦弱，吐逆不下食，……补五脏六腑，保中守神。""消胸中痰，主肺痿吐脓及痫疾，凡虚而多梦者，加而用之。"

《医学启源》曰："治脾胃阳气不足及肺气促，短气，少气，补中缓中，泻肺脾胃中火邪。"

《主治秘诀》曰："补元气，止泻，生津液。"

《本草经疏》曰："人参……能回阳气于垂绝，却虚邪于俄顷。……其主治也，则补五脏。盖脏虽有五，以言乎生气之流通则一也。益真气，则五脏皆补矣。……邪气之所以久留而不去者无他，真气虚则不能敌，故留连而不解也。兹得补而真气充实，则邪自不能容。"

《日华子本草》曰："调中治气，消食开胃。"

《本草图经》曰："相传欲试上党人参者，当使二人同走，一与人参含之，一不与，度走三五里许，其不含人参者必大喘，含者气息自如。"

《中药大辞典》曰："大补元气，固脱生津，安神。治劳伤虚损，食少，倦怠，反胃吐食，大便滑泄，虚咳喘促，自汗暴脱，惊悸，健忘，眩晕头痛，阳痿，尿频，消渴，妇女崩漏，小儿慢惊，及久虚不复，一切气血津液不足之证。"

《本草新编》曰："人参，味甘，气温、微寒，气味俱轻，可升可降，阳中有阴，无毒。乃补气之圣药，活人之灵苗也，能入五脏六腑，无经不到，非仅入脾、肺、心而不入肝、肾也。五脏之中，尤专入肺、入脾。其入心者十之八，入肝者十之五，入肾者十之三耳。肝中之血，得人参则易生，世人以人参气分之药，绝不用之疗肝肾，此医道之所以不明也。"

《本经逢原》曰："伤寒有宜用人参入药者，发汗时元气大旺，外邪乘势而出。若元气虚弱之人，汗虽外行，药从中馁。轻者半出不出，留连致困；重者随元气缩入，发热无休，所以虚弱之人，必用人参入表药中，使药得力，一涌而出，全非补养之意。"

《汤液本草》曰："人参，味既甘温，调中益气，即补肺之阳，泄肺之阴也。"

《本草会编》曰："丹溪言，虚火可补，须用参芪。"

《本草正》曰："人参，味甘，微苦，微温。气味颇浓，阳中微阴，气虚血虚俱能补。阳气虚竭者，此能回之于无何有之乡。阴血崩溃者，此能障之于已决裂之后。"

《药品化义》曰："人参，性大温，色淡黄，脾性最喜，脾生金，兼能益肺。味甘而纯，甘则补阳，用补阳气，以固真气，为温脾之圣药。"

《薛氏医案》曰："人参，但入肺经，助肺气而通经活血，乃气中之血药也。"

《本草汇言》曰："人参，补气生血，助精养神之药。"

《本草通玄》曰："人参，职专补气，而肺为主气之脏，故独入肺经也。"

三、关于人参的现代研究进展

（一）人参的药理成分

人参含有多种维生素，无机元素，木质素，黄酮类，多肽类，蛋白质，有机酸及其酯类，人参皂苷 Rg1、Rg3、Rd、Rb、Re，人参烯，人参多糖等化学成分。人参多糖中包含 7.8% ～ 10% 的碱性多糖、38.8% 的水溶性多糖。淀粉是人参的主要组成部分，含量大约为 80%。这些组成成分的多样性决定了人参的多效性。

（二）人参具有抗肿瘤的作用

人参复方应用于治疗肿瘤的恶病质，在预防放、化疗副作用方面取效良好。人参含有多种有效成分，其中的人参皂苷 Rd 能影响肿瘤细胞的瞬时受体电位通道 7 和泛素 - 蛋白酶系统，对肿瘤细胞的凋亡起促进作用。姜新等利用黑色素瘤细胞 B16 建立小鼠自发肺转移和实体瘤模型，用 Rg3 腹腔注射进行干预，检测实体瘤中基质金属蛋白酶 -9（MMP-9）水平并与注射用水组比较，发现其表达水平下降。体外试验证明人参皂苷 Rg3 能够抑制 MMP-9 的表达，降低细胞的侵袭和增殖能力，抑制黑色素瘤的肺转移。黄京子等将人参皂苷 Rg3 用于非小细胞肺癌放疗过程中，并通过 Lewis 肺癌 C57BL16 小鼠动物实验证实人参具有促进癌细胞凋亡、抑制其生长的作用，因此具有放疗的增敏增效作用。李博等的研究表明人参皂苷 Rg3 通过抑制基质金属蛋白酶 MMP 2、

MMP 9 水平来抑制乳腺癌细胞株 MCF-7 的增殖，从而推测人参的抗癌活性具有多靶点的联合抗癌效应。

（三）人参对中枢神经系统的作用

通过人参对动物脑电活动影响的研究发现，人参对中枢神经系统具有双向调节作用，适当的剂量具有兴奋作用，过量时则有抑制作用，即为小剂量兴奋、大剂量抑制。其能调节动物高级神经活动的兴奋和抑制过程，使中枢神经系统兴奋和抑制处于平衡状态，对大脑皮层的兴奋过程也有调节作用。人参的有效成分如人参皂苷 Rb 类有中枢镇静作用，Rb1、Rb2、Rc 混合皂苷具有安定作用，Rg 类有中枢兴奋作用。

（四）人参具有抗疲劳作用

人参抗疲劳作用的机制可能与其升高胆碱酯酶活性和促进蛋白质、DNA（脱氧核糖核酸）及 RNA（核糖核酸）合成有关。研究表明，人参皂苷 Rg1 的抗疲劳作用显著，中性皂苷（Rb1、Rb2、Rc 等）无抗疲劳作用。分离出人参皂苷后剩下的亲脂成分也能增加小鼠的自发运动，显示抗疲劳作用。人参能使糖原、高能磷酸化物的利用更高效，防止乳酸与丙酮酸的堆积，并使其代谢更加完全；可阻止大鼠长时间运动引起的组织中糖原和肾上腺中胆固醇耗竭。由此推断其作用机制与调整糖代谢、减少体内代谢废物产生有关。

（五）人参能提高机体的适应性

人参可改变机体的反应性，与刺五加、红珍珠 2 号（北五味子）等相似，具有适应原样作用，即能增强机体对各种有害刺激的反应能力，加强机体适应性。作为机体功能的调节剂，人参茎叶皂苷和根皂苷对物理性的（寒冷、过热、剧烈活动、放射线）、生物学性的（异体血清、细菌、移植肿瘤）、化学性的（毒物、麻醉药、激素、抗癌药等）种种刺激引起的应激反应均有保护作用，能使紊乱的机能恢复正常，有人称其为适应原性物质（一种可增强人体非特异性抵抗能力的物质），并能增强机体对一切非特异性刺激的适应能力，减少疲劳感。例如，狗在大量失血或窒息而处于垂危状态时，立即注入人参制剂，可使降至很低水平的血压稳固回升，延长存活时间，乃至促进恢复健康。

（六）人参对心血管系统的作用

人参对多种动物的心脏均有双向调节作用。其对心脏的作用与强心苷相似，能提高心肌收缩力。实验表明，红参的醇提取液和水浸液可使离体蛙心收缩加强，最后停止于收缩期；可使犬、兔、猫在位心收缩增强，心率减慢。这些作用主要通过直接兴奋心肌来实现。对动物大量失血而发生的急性循环衰竭（心率慢、心力弱），人参可使心跳幅度异常加大，心率显著增快。人参皂苷具有较强的抗氯化钡诱发的大鼠心律失常作用，对心动过速有较强的纠正作用，能使心率恢复到正常水平。有报告指出，人参果或人参根皂苷可对抗肾上腺素导致的实验性心律失常。人参皂苷对心肌细胞内 cAMP（环磷酸腺苷）及 cGMP（环磷酸鸟苷）水平具双向调节作用，故维持 cAMP 和 cGMP 的平衡也是对抗应激状态下心律失常的一个因素。人参茎叶总皂苷对兔实验性窦房结功能损伤有保护作用。人参对心肌有保护作用。人参皂苷能降低小鼠在严重缺氧情况下大脑和心肌的乳酸含量，能恢复缺氧时心肌 cAMP/cGMP 比值，并具有保护心肌毛细血管内皮细胞及减轻线粒体损伤的作用。从人参茎叶、芦头、果及主根等部位所提取的皂苷，对异丙肾上腺素造成的大鼠心肌坏死，均有明显的心肌保护作用，可使病损减轻，尤以人参果皂苷作用为佳。人参不同部位皂苷与心得安（普萘洛尔）有相似的作用效果。人参芦头总皂苷能促进体外培养乳鼠心肌细胞的 DNA 合成，对缺糖缺氧损伤性培养的心肌细胞有一定的保护作用。研究认为，人参总皂苷抗心肌缺血和再灌注损伤的机制是促进心肌生成和释放前列腺素，抑制血栓素 A_2 的生成，并通过抗氧自由基和抗脂质过氧化作用来保护心肌细胞。

（七）人参对内分泌系统的作用

对垂体、肾上腺皮质的作用：一般认为，人参本身不具有皮质激素作用，但也有人提出它能兴奋肾上腺皮质。研究表明，人参对垂体-肾上腺皮质系统有刺激作用，其有效成分是人参皂苷。各种人参皂苷的化学结构不同，使其刺激作用也有所不同。人参皂苷的作用部位在垂体水平以上，其并非直接作用于腺垂体分泌 ACTH（促肾上腺皮质激素）的生化过程，而必须通过第二信使 cAMP 才能实现。

人参能使正常和切除一侧肾上腺大鼠的肾上腺肥大；使豚鼠尿中 17-酮类固醇含量降低；使大鼠嗜酸性粒细胞增多，肾上腺皮质中维生素 C 及胆固醇减少，尿中 ACTH 增加。在低压缺氧状态等应激条件下，人参能使大鼠肾上腺中维生素 C 含量不减少。人参能提高小鼠耐受高温低温的能力，但摘除肾上腺后，这一效应消失。人参中多种人参皂苷能增加肾上腺皮质激素分泌活性，其中以人参皂苷 Rb 最强。α 受体阻断剂酚妥拉明、β 受体阻滞剂心得安、神经阻断剂六甲双铵（六甲溴铵）及催眠药戊巴比妥钠腹腔注射均不能拮抗给大鼠腹腔注射人参皂苷 7mg/100g 30min 后所引起的血浆中皮质酮水平的升高。人参皂苷刺激肾上腺皮质能使血浆内皮质酮水平升高。长期给予人参皂苷后，可使大鼠肾上腺重量增加。人参皂苷主要作用于肾上腺皮质，使皮质增生变厚。由于皮质激素分泌增加，因此在肾上腺重量增加的同时能使胸腺萎缩。

人参皂苷刺激肾上腺皮质激素分泌增加的机制是：人参皂苷刺激肾上腺皮质功能是通过释放垂体 ACTH，而 ACTH 对肾上腺皮质的刺激又必须通过第二信使 cAMP 才能实现。实验证明，肾上腺内 cAMP 浓度的增加与人参皂苷的剂量有关。给大鼠腹腔注射人参皂苷，剂量在 5mg/kg 以上时，给药组动物肾上腺内 cAMP 浓度明显高于对照组。与此同时，大鼠血浆中 17- 羟皮质类固醇浓度明显升高，而肾上腺内皮质激素则呈减少趋势，这可能是皮质激素释放入血的结果。其进一步证明给大鼠腹腔注射人参皂苷后，其血浆中 ACTH 的变化与皮质酮的变化相平行，可见人参具有一定的降脂作用。

人参对小鼠有抗利尿作用，且在去势、切除垂体或肾上腺后作用显著减弱。人参作用于神经垂体通路上。人参根及茎叶的 20% 醇提取物的抗利尿作用与剂量间有近似正比关系，去垂体或松果体或用戊巴比妥钠麻醉动物仍然不失抗利尿效果，但可为螺内酯所拮抗，可以认为此作用是促进肾上腺皮质分泌盐皮质激素所致；在抗利尿作用出现前血钾明显升高，推测血钾升高可能是刺激醛固酮分泌的结果。

第二节　茯　苓

一、概述

【别名】云苓、松苓、茯灵。

【拉丁文名】*Poria cocos* (schw.) Wolf。

【性味归经】味甘、淡，性平。归心、肺、脾、肾经。

【功效】利水渗湿、益脾和胃、宁心安神。

【主治】用于水肿、泄泻、小便不利、痰饮、心悸、失眠。

【用量】10 ～ 15g。

【宜忌】

（1）阴虚无湿热、虚寒、气虚下陷、肾虚、小便不禁、虚寒滑精者不宜服用。

（2）不可与牡蛎、礞石、地榆、秦艽、龟甲同用。

二、各代医家对茯苓的论述

《神农本草经》曰："主胸胁逆气，忧恚惊邪恐悸，心下结痛，寒热烦满，咳逆，口焦舌干，利小便。"并将茯苓列为"上品"，称"久服安魂养神，不饥延年"。

《名医别录》曰："止消渴，好睡，大腹，淋沥，膈中痰水，水肿淋结。开胸腑，调脏气，伐肾邪，长阴，益气力，保神守中。"

《药品化义》曰："茯苓……主治脾胃不和，泄泻腹胀，胸胁逆气……膈间痰气。"

《药性论》曰："开胃，止呕逆，善安心神，主肺痿痰壅，治小儿惊痫，疗心腹胀满，妇人热淋。"

《日华子本草》曰："补五劳七伤，安胎，暖腰膝，开心益智，止健忘。"

《景岳全书》曰："味甘淡，气平……能利窍去湿。利窍则开心益智，导浊升津；去湿则逐水燥脾，补中健胃。祛惊痫，厚肠藏，治痰之本，助药之降。"

《伤寒明理论》曰："渗水缓脾。"

三、关于茯苓的现代药理研究

（一）茯苓的化学成分

茯苓的乙酸乙酯提取物主要含有：松苓酸、茯苓酸、松苓新酸、齿孔酸、块苓酸等6个萜类化合物；茯苓素，为一组小分子的四环三萜类化合物；茯苓糖，含 β–茯苓聚糖、葡萄糖、蔗糖、果糖、硬烷、纤维素等；还含有组氨酸、胆碱、蛋白质、脂肪、酶等物质。

（二）茯苓能增强机体免疫功能

茯苓的乙酸乙酯提取物具有调节免疫的作用，可促进 T 细胞（T 淋巴细胞）和 NK 细胞（自然杀伤细胞）的活性；茯苓多糖口服液可以提高肠壁黏膜免疫系统的免疫细胞活性；羟甲基茯苓多糖能明显增强巨噬细胞的吞噬功能，提升小鼠脾抗体分泌细胞数量，同时促进巨噬细胞分泌肿瘤坏死因子 –α。茯苓素在 5 ～ 80μg/mL 浓度时对 PHA（聚羟基脂肪酸酯）、LPS（脂多糖）、ConA（伴刀豆球蛋白）诱导的淋巴细胞转化有调节免疫的作用，在人体内还可以拮抗醛固酮的活性，可诱导分化白血病细胞 HL-60 细胞、K562 细胞，抑制白血病的发生；抑制 L1210 细胞的核酸转运，抑制 L1210 DNA 合成的补偿途径的各个环节，对胸苷激酶有一定的抑制作用。

（三）茯苓具有抗肿瘤作用

茯苓多糖与茯苓素有明显的抗肿瘤作用。国产茯苓菌核的茯苓素（Poriatin，三萜类混合物）在体外对白血病细胞株 L1210 有抑制作用，羧对生长缓慢的移植性肿瘤的抑制作用尤为突出。

羧甲基茯苓多糖可调节癌基因 BCL-2 的表达，其作用类环磷酰胺可起到抗癌作用。同时，茯苓多糖对抗癌药物有增效作用。现代药理研究表明，茯苓可通过抑制突变型基因 p53 的表达，影响肿瘤细胞的增殖，发挥抑制肿瘤的作用；能够抑制黏附分子 CD44 的表达活性，影响肿瘤细胞的黏附、降解、迁移，发挥抑瘤及抗肿瘤转移的作用；茯苓颗粒抑制胃癌 SCC-7901 细胞的增殖，促进其凋亡。

（四）茯苓的利尿、治疗水肿及抗衰老作用

茯苓可下调水通道蛋白 2(AQP2)mRNA 和蛋白表达，减少尿液中 AQP2 的排泄，同时下调血浆中精氨酸加压素和加压素二型受体的表达，改善慢性心衰大鼠尿潴留和心脏功能。茯苓中的四环三萜类化学成分可与大鼠肾胞浆膜的醛固酮受体结合，提高尿中的钠、钾含量，具有剂量依赖性。茯苓能够抑制类志贺毒素，诱导肠黏膜微血管内皮细胞一氧化氮、内皮素及血栓素的过量分泌，改善肠道的微循环，阻止血小板聚集，避免微血栓的形成，达到利肠道、治疗水肿的效果。

（五）茯苓的抗菌、抗病毒作用

茯苓的 100% 煎剂用平板打洞法对金黄色葡萄球菌、大肠杆菌、变形杆菌等均有抑制作用。用试管法进行的抑菌试验的结果是茯苓无抑菌作用。此试验说明茯苓的抑菌作用需要空气中的有效成分参与。茯苓皮三萜甲醇液对超氧阴离子自由基、羟自由基和过氧化氢等多种氧自由基有不同的抑制作用，可保护细胞，防止细胞内容物外流；茯苓的乙醇提取物在体外能杀死钩端螺旋体，但水煎液无效。羟甲基茯苓多糖体外研究有抗单纯疱疹病毒 1 型的作用（HSV-1），并对其传代细胞有明显的抑制作用。

（六）茯苓对消化道的影响

茯苓对家兔离体肠管有直接松弛作用，对大鼠幽门结扎所形成的溃疡有预防效果，并能降胃酸。研究还发现茯苓多糖对脾虚腹泻小鼠的肠推进有明显抑制作用，同时能抑制家兔离体空肠和盲肠的平滑肌收缩运动，使得收缩张力和

舒张张力减弱，其抑制作用与剂量呈正相关。

（七）茯苓的保肝、增强免疫力作用

羧甲基茯苓多糖对CCl_4（四氯化碳）所致大鼠肝损伤有明显的保护作用，使谷丙转氨酶活性明显降低，可防止肝细胞坏死，提高肝细胞的再生能力；能够提高慢性肝炎患者血清IgA、IgG、IgM的含量，使HBsAg滴度下降；具有抗乙肝病毒、丙肝病毒的作用；能够减弱肝纤维化转移因子的表达和肝纤维化转移因子对肝星状细胞（HSC）的活化作用及对胶原蛋白基因表达的促进作用，达到抗肝纤维化的目的。

（八）茯苓对神经系统的调节作用

茯苓多糖可延长青霉素诱发大鼠痫性放电潜伏期，减少痫波的发作频率，减低放电波幅；明显抑制阵发性去极化漂移形成，起到抗惊厥的作用。茯苓所含的东莨菪碱能增强硫喷妥钠对小鼠的中枢抑制作用，使麻醉时间显著延长；茯苓总三萜可对抗小鼠电休克和戊四唑诱导惊厥。

第三节　白　术

一、概述

【别名】于术、冬术、浙术、山精。

【拉丁文名】*Atractylodes macrocephala* Koidz.。

【性味归经】味苦、甘，性温。归脾、胃经。

【功效】补脾、益胃、燥湿利水、和中、止汗、安胎。

【主治】脾胃气弱、不思饮食、倦怠少气、神疲乏力、虚胀、泄泻、痰饮眩晕、水肿、黄疸、湿痹酸痛、小便不利、头晕、气虚自汗、胎气不安。

【用量】内服煎汤：6～12g。

【宜忌】

（1）阴虚燥渴、气滞胀闷者忌服。

（2）《本草经集注》曰："防风、地榆为之使。"

（3）《药品化义》曰："凡郁结气滞，胀闷积聚，吼喘壅塞，胃痛由火，痈疽多脓，黑瘦人气实作胀，皆宜忌用。"

（4）《本草纲目》曰："凡服一切补药及药中有白术、牡丹者不可食此（胡荽）。"

二、各代医家对白术的论述

《神农本草经》曰："主风寒湿痹，死肌、痉、疸，止汗，除热，消食。"

《名医别录》曰："甘，无毒。""主大风在身面，风眩头痛，目泪出，消痰水，逐皮间风水结肿，除心下急满，及霍乱吐下不止，利腰脐间血，益津液，暖胃，消谷嗜食。"

《药性论》曰："主大风顽痹，多年气痢，心腹胀痛，破消宿食。开胃，去痰涎，除寒热，止下泄，驻颜去皯，止呃逆，去心腹冷痛，吐泻不止，胃气虚冷痢。"

《唐本草》曰："利小便。"

《日华子本草》曰："治一切风疾，五劳七伤，冷气腹胀，补腰膝，消痰，治水气，利小便，止反胃呕逆，及筋骨弱软，痃癖气块，妇人冷，症瘕，温疾，山岚瘴气，除烦长肌。"

《医学启源》曰："除湿益燥，和中益气，温中，去脾胃中湿，除胃热，强脾胃，进饮食，和胃，生津液，主肌热，四肢困倦，目不欲开，怠惰嗜卧，不思饮食，止渴，安胎。"

《脾胃论》曰："去诸经中湿而理脾胃。"

《医学全书》曰："理中益脾，补肝风虚，主舌本强，食则呕，胃脘痛，身体重，心下急痛，心下水痞，冲脉为病，逆气里急，脐腹痛。"

《本草衍义补遗》曰："有汗则止，无汗则发。能消虚痰。"

三、关于白术的现代药理研究

（一）白术的有效成分

白术的成分主要包括挥发性成分、内酯类成分、苷类、多糖类成分以及氨基酸等。白术的挥发成分主要为苍术酮，苍术酮中主要含白术内酯、双白术内酯、白术内酯Ⅱ、白术内酰胺、白术内酯Ⅳ、4R,15-环氧白术内酯Ⅱ等，苍术醇，烯类化合物。烯类化合物中主要含莪术烯。

（二）利尿作用

实验研究表明，白术有明显持久的利尿作用，能促进电解质尤其是钠的排出，不影响神经垂体激素的抗利尿作用。故推测白术不影响水的重吸收，而是减少电解质的吸收，对小鼠艾式腹水癌有减轻腹水的作用。

（三）抗肿瘤作用

白术的挥发油中的中性油对淋巴肉瘤、小鼠肉瘤 S-180、腹水瘤、人食管癌细胞（Eca-109）和胃癌 MGC-830 的增殖都有显著的抑制作用；能够促进癌细胞的脱落，使细胞核固缩、核仁模糊不清、胞质多空泡。

（四）抗胃溃疡作用

白术对胃肠系统蠕动频率有双向调节作用，可促进胃肠蠕动，利胆、抗氧化，能抗胃溃疡。白术具有拮抗多余的肾上腺素的能力；促进小肠细胞蛋白质的合成；能减少胃蛋白酶和胃酸的排出量，降低胃液的酸度；减少乙醇对胃黏膜的刺激。

（五）降脂、软化血管作用

白术含有 1.4% 的挥发油，可以调节脂类代谢，改善血管的弹性；白术中含有维生素 A，具有软化血管的作用，可保持血管的弹性。

（六）保肝作用

白术有扩张血管、解痉作用，既促进血液循环又能净化血液，可起到保肝作用，同时可以提高谷胱甘肽过氧化酶的活性，防止肝细胞的老化；能够减少四氯化碳（CCl_4）对肝组织的损害。

（七）抗菌、抑菌作用

研究表明，白术对伤寒杆菌、脑膜炎球菌、甲型副伤寒杆菌、福氏痢疾杆菌、大肠杆菌、铜绿假单胞菌有抑菌作用但无杀菌作用，故不可代替抗生素使用。

（八）抗凝血作用

由于白术对血小板聚集有明显的抑制作用，还能延长凝血酶原的存活时间，对预防脑血栓的形成和心肌梗死具有积极的意义。

（九）增强人体免疫力

白术能使辅助性 T 细胞（TH 细胞）明显增加，提高 TH/TS 比值，纠正 T 细胞亚群的紊乱状态；可提高 IL-2 的表达比率，并增加 T 细胞表面 IL-2R 的表达；具有抗氧化能力；促进细胞免疫水平提升。白术还含有一种多糖——甘露聚糖 AM-3，对小鼠单核吞噬细胞系统吞噬功能呈活化作用；能提高淋巴细胞转化率，提高细胞免疫功能，使人体免疫力提高。

（十）止痛作用

白术具有氯丙嗪、布比卡因（丁哌卡因）的作用，可降低骨骼肌乙酰胆碱的敏感度。白术含有东莨菪素，可抑制平滑肌的挛缩，因此具有良好的止痛作用。

第四节　甘　草

一、概述

【别名】国老、甜草、乌拉尔甘草、甜根子。

【拉丁文名】*Glycyrrhiza uralensis* Fisch.。

【性味归经】性平，生用偏寒，炙用偏温；味甘、甜；无毒；入脾、胃、心、肺。

【功效】益气补中、健脾、清热解毒、祛痰止咳、缓急止痛、利尿通淋、解药毒和食物中毒。

【主治】脾胃虚弱，倦怠乏力，心悸气短，咳嗽痰多，脘腹、四肢挛急，痈肿疮毒，缓解药物毒性、烈性。

【用量】2～9g。

【宜忌】

（1）湿盛胀满、浮肿患者慎用；孕妇禁用。

（2）不可与鲤鱼同食，同食会中毒。

（3）反大戟、芫花、甘遂、海藻。

（4）《本草经集注》曰："术、干漆、苦参为之使，恶远志。"

（5）《医学入门》曰："痢疾初作，不可用。"

（6）血钾低的患者忌服用大剂量的甘草。

二、各代医家对甘草的论述

《神农本草经》曰："主五脏六腑寒热邪气，坚筋骨，长肌肉，倍气力，金创，解毒。久服轻身延年。"

《名医别录》曰："温中下气，烦满短气，伤脏咳嗽，止渴，通经脉，利血气，解百药毒。"

《本草纲目》曰："解小儿胎毒惊痫，降火止痛。"

《本草图经》曰："甘草……能解百毒，为众药之要。孙思邈论云：有人中乌头、巴豆毒，甘草入腹即定。方称大豆解百药毒，尝试之不效，乃加甘草为甘豆汤，其验更速。"

《药性论》曰："主腹中冷痛，治惊痫，除腹胀满，补益五脏，制诸药毒，养肾气内伤，令人阴不痿。主妇人血沥腰痛，虚而多热，加而用之。"

《日华子本草》曰："安魂定魄，补五劳七伤，一切虚损、惊悸、烦闷、健忘，通九窍，利百脉，益精养气，壮筋骨，解冷热。"

《珍珠囊》曰："补血、养胃。"

《汤液本草》曰："治肺痿之脓血，而作吐剂；消五发之疮疽，与黄芪同功。"

《本草正》曰："甘草，味至甘，得中和之性，有调补之功，故毒药得之解其毒，刚药得之和其性，表药得之助其外。"

《中国药用植物图鉴》曰："治消化性溃疡和黄疸。"

《本草蒙筌》中有：用甘草治饮馔中毒、砒霜中毒，甘草拌黑豆煮汁，恣饮无虞。

三、关于甘草的现代研究进展

（一）甘草的多成分、多功能

甘草含有多种化学成分，主要有甘草酸、甘草苷。其化学组成结构复杂，到目前为止，自甘草分离出的化合物有甘草酸、甘草次酸、甘草苷、异甘草苷、新甘草苷、甘草素、异甘草素，以及甘草西定、异甘草醇、7-甲基香豆素、伞形花内酯。这些成分及含量会随甘草的种类、产地、采收时间和加工方法不同而异。

（二）抗肿瘤作用

肿瘤的发生发展中氧自由基活性起着非常重要的作用，可使细胞膜结构损害，严重的造成细胞死亡。其中，甘草黄酮素具有抗氧化作用，能清除氧自由基，保护细胞膜不受损害。甘草黄酮素能够促进巨噬细胞产生细胞毒因子，以此诱导杀伤肿瘤细胞。甘草甜素对小鼠颌下腺纤维肉瘤细胞株及其移植瘤有明显的作用。赵世元研究表明甘草所含黄酮通过对 S180 小鼠的胸腺、脾腺指数的调节，对 S180 小鼠肉瘤有抑制作用，甘草黄酮素可诱导肝癌 SMMC-772 细胞凋亡，对肝癌及肝癌腹水瘤其抑制作用有延长生命的作用。王元等的研究表明，甘草次酸抑制多种肿瘤的作用主要是通过对 DNA 合成限速酶以及核苷酸还原酶的活性抑制，阻碍肿瘤细胞从 DNA 合成前期达到合成期的移行，从而分化癌细胞，抑制癌细胞增殖，降低其转移、侵袭能力。

（三）抗击病毒作用

甘草黄酮类化合物通过对转录酶和整合酶的调节来对抗 HIV 病毒的活性，达到防治艾滋病的效果。甘草酸对 SARS 病毒、乙型肝炎病毒、艾滋病病毒的复制起到有效抑制作用。甘草多糖能够对 DNA、RNA 类病毒起到有效的抗病毒作用，能够抑制腺病毒 II 型、水疱性口炎病毒以及牛痘病毒，对腺病毒 III 型、艾滋病病毒以及柯萨奇病毒等有拮抗作用。

（四）抗心律失常作用

甘草对乌头碱导致的心律失常没有明显的拮抗作用，但有对抗反应，可改善心脏的血流状态；甘草次酸对缺血豚鼠心室肌细胞动作电位有调节作用。

（五）抗炎、预防呼吸道疾病作用

甘草具有抗炎和抗超敏反应的功效，甘草次酸能够通过抑制脂加氧酶和磷脂酶 A_2 的活性，达到降低 PGS 合成释放的目的，可有效抗炎，缓解咳嗽、祛痰、治疗咽喉疾病。实验研究证明其可以治疗单纯疱疹病毒性脑炎。

（六）免疫调节、抗衰老作用

体外试验表明，甘草多糖能增强淋巴细胞的代谢水平从而激活淋巴细胞的能量和 IL-2 的活性，调节免疫功能。甘草酸和甘草次酸有去氧皮质酮类作用，对肾上腺皮质功能减退有良好功效。

（七）抗溃疡作用

甘草制剂能促进胃黏膜的形成和分泌，延长上皮细胞的寿命，有抗炎活性，常用于胃肠慢性溃疡的治疗。

（八）保肝作用

甘草黄酮素具有消炎、抗病毒、解痉、抗酸作用，可用于治疗慢性病毒性肝炎，改善肝功能异常；治疗胃痛、腹痛和腓肠肌痉挛性疼痛。甘草对镉中毒的小鼠有保护作用。

（九）抗肾衰作用

傅海东等研究表明甘草提取物甘草酸苷可治疗肾病综合征并降低高血压、糖尿病、感染引起的肾衰的发生风险。

（十）美容作用

很多学术期刊都论述过甘草还有美白、抗衰老、治疗黄褐斑的功效，其中抗氧化、去角质的成分是黄酮类物质。

第五节 桔 梗

一、概述

【别名】包袱花、铃铛花、僧帽花。

【拉丁文名】*Platycodon grandiflorus* (Jacq.) A.DC.。

【性味归经】性平；味苦、辛；有小毒；归肺、胃经。

【功效】祛痰、利咽、宣肺、排脓、利五脏、补气血、补五劳、养气等。

【主治】咽喉肿痛、肺痈吐脓、咳嗽痰多、痢疾腹痛、胸满胁痛、口舌生疮、赤目肿痛、小便癃闭等病症。

【用量】3 ～ 60g。

【宜忌】

（1）怒气上升、阴虚久嗽、咳血者忌服。

（2）胃脘痛、胃痛（现代医学诊断为溃疡）者禁用。

（3）脾胃虚弱者也应慎服。

（4）服用桔梗时忌食猪肉。

（5）用量过大易致恶心、呕吐。

【毒副作用】一般无毒副作用，偶见恶心、呕吐，重者可见四肢出汗、乏力、心烦。

二、各代医家对桔梗的论述

《神农本草经》曰："味苦，微温。主胸胁痛如刀刺，腹满，肠鸣幽幽，惊恐悸气。"

《本草纲目》曰："朱肱《活人书》，治胸中痞满不痛，用桔梗、枳壳，取其通肺利膈下气也。"

《金匮要略》曰:"咳而胸满,振寒脉数,咽干不渴,时出浊唾腥臭,久久吐脓如米粥者,为肺痈,桔梗汤主之。""桔梗一两,甘草二两。上二味,以水三升,煮取一升,分温再服。"

《名医别录》曰:"味苦,有小毒。主利五脏肠胃,补血气,除寒热风痹,温中、消谷,治喉咽痛,下蛊毒。"

《药性论》曰:"味苦,平,无毒。能治下痢,破血,去积气,消积聚痰涎,主肺气气促嗽逆,除腹中冷痛,主中恶及小儿惊痫。"

《简要济众方》中治痰嗽喘急不定:桔梗一两半,捣罗为散,用童子小便半升,煎取四合,去滓温服。

《千金方》中治喉痹及毒气:桔梗二两,水三升,煮取一升,顿服之。

《卫生易简方》中治牙疳臭烂:桔梗、茴香等分,烧研敷之。

《现代中药临床研究》中治疗急性腰扭伤:桔梗15g,研细末,用黄酒冲服,每日1次(重者每日2次)。服后卧床休息,使局部微出汗。治疗8例,轻者服药3次,重者服药3次,均获痊愈。

三、关于桔梗的现代药理研究

(一)桔梗的药理成分

桔梗含桔梗皂苷(Platycodin),水解产生皂苷元为三萜酸的混合物,其中一种为远志酸(Polygalacic acid),另一种为桔梗皂苷元(Platycodigenin)。还含桔梗酸A、B及C(Platycogenic acid A、B、C),菊糖,桔梗聚糖,葡萄糖及植物甾醇,如菠菜甾醇(Spinasterol)、α-菠菜甾醇-β-D-葡萄糖苷(α-Spinasterol-β-D-glucoside),还有酯类、亚油酸、软脂酸等。

(二)祛痰、镇咳作用

桔梗是肺经用药,可促进支气管黏膜分泌黏液,具有祛痰镇咳的功效。动物实验表明麻醉犬口服1g/kg桔梗煎剂后,能使呼吸道黏液分泌量显著增加,作用强度与氯化铵相似。对麻醉猫亦有促进呼吸道黏液分泌的作用,其作用机制是桔梗中所含皂苷能刺激胃黏膜,引起轻度恶心,反射性引起支气管腺体分泌增多,稀释痰液,而发挥祛痰作用。郑繁慧等采用小鼠酚红祛痰法对桔梗总皂苷和桔梗总次皂苷进行比较,得出两者均可增加小鼠对酚红的排泄,不同产地的桔梗均有祛痰作用,与临床得到的疗效相同。用豚鼠气管刺激法,桔梗皂苷15mg/kg有镇咳作用。给麻醉豚鼠腹腔注射粗制桔梗皂苷,其半数镇咳有效量（ED_{50}）为 6.4mg/kg，提示其有较强的镇咳作用，可抑制肺癌细胞 A549 的增殖。

（三）抗炎、抗氧化作用

桔梗皂苷对急性及慢性炎症有较强的抗炎作用。桔梗皂苷口服 1/10 ～ 1/5 LD_{50} 剂量，对大鼠角叉菜胶性足肿胀、醋酸性足肿胀有抑制作用；口服小于 1/10 LD_{50} 剂量，对大鼠棉球肉芽肿的形成也有显著抑制作用；对大鼠佐剂性关节炎亦有效。能增强巨噬细胞的吞噬能力，增加白细胞的杀菌力，提高溶菌酶活性，具有镇静、止痛、解热作用。桔梗总皂苷能抑制酪氨酸酶的活性；桔梗石油醚可以抑制脂质的过氧化，清除强氧化剂 1，1- 二苯基 –2- 苦肼基自由基（DPPH）、超氧化物的氧化作用，其作用强度与浓度呈正相关。

（四）抗肿瘤作用

桔梗可以通过线粒体介导及凋亡受体程序激活 Caspase 级联反应，诱导肿瘤细胞的凋亡。刘振华等研究发现桔梗的石油醚成分对人类癌细胞（HT-29、HRT-18、HEPC2）具有显著的细胞毒作用，影响其凋亡程序。能抑制人白血病细胞 U937、人肝癌细胞 7404、人卵巢癌细胞 SK-OV-3 的增殖。桔梗的复方制剂在抗肿瘤方面无论是体外试验还是临床都取得了良好的效果。

（五）镇静、催眠作用

桔梗含有的远志酸有镇静催眠的作用。临床实践中桔梗的复方制剂对治疗因脑缺氧引起的失眠具有良好的疗效。

（六）抗血栓形成作用

桔梗皂苷有较强的溶血作用，不能用于注射；口服后桔梗皂苷有害物质在消化道被水解而破坏，有效成分可以抑制血栓的形成。肿瘤的形成和转移是在瘤栓形成的基础上，桔梗可有效抑制瘤栓形成，故在病理生理学意义上也具有抗肿瘤作用。

第六节　白　芍

一、概述

【别名】杭芍、大白芍、生白芍、炒白芍、炒杭芍、酒白芍、醋白芍、焦白芍、白芍炭等。

【拉丁文名】Paeonia lactiflora Pall.。

【性味归经】味苦、酸，性凉，微寒，归肝、脾经。

【功效】补血养血、平抑肝阳、柔肝止痛、敛阴止汗等。

【主治】阴虚发热、月经不调、胸腹胁肋疼痛、四肢挛急，泻痢腹痛、头痛眩晕、崩漏、带下等症。

【用量】10～15g。

【宜忌】反藜芦，平肝、敛阴宜生用，疏肝和胃、调经止痛宜炒用。

二、各代医家对白芍的论述

《本经》曰："主邪气腹痛，除血痹，破坚积寒热，疝瘕，止痛，利小便，益气。"

《别录》曰："通顺血脉，缓中，散恶血，逐贼血，去水气，利膀胱、大小肠，消痈肿，（治）时行寒热，中恶腹痛，腰痛。"

《药性论》曰："治肺邪气，腹中疗痛，血气积聚，通宣脏腑拥气，治邪痛败血，主时疾骨热，强五脏，补肾气，治心腹坚胀，妇人血闭不通，消瘀血，能蚀脓。"

《唐本草》曰："益女子血。"

《日华子本草》曰："治风补痨，主女人一切病，并产前后诸疾，通月水，退热除烦，益气，治天行热疾，瘟瘴惊狂，妇人血运，及肠风泻血，痔瘘发背，疮疖，头痛，明目，目赤，胬肉。"

《医学启源》曰："安脾经，治腹痛，收胃气，止泻利，和血，固腠理，泻肝，补脾胃。"

《医学启源》曰："理中气，治脾虚中满，心下痞，胁下痛，善噫，肺急胀逆喘咳，太阳衄衄，目涩，肝血不足，阳维病苦寒热，带脉病苦腹痛满，腰溶溶如坐水中。"

《滇南本草》曰："泻脾热，止腹疼，止水泻，收肝气逆疼，调养心肝脾经血，舒经降气，止肝气疼痛。"

三、关于白芍的现代药理研究

（一）白芍的化学成分

白芍含有白芍总苷、单萜及单萜苷类，萜苷类如芍药苷、羟基芍药苷、苯甲酰芍药苷、苯甲酰氧化芍药苷，黄酮类如 kaempferol-3-O-β-D-glucoside 和 kaempferol-3,7-di-O-β-D-glucoside，鞣质类化合物如没食子酰、没食子酸，多糖如多糖 SA、SB 及 PA 等化学成分。

（二）对心脑血管的保护作用

白芍的有效成分对血管内皮细胞具有保护作用，可扩张冠状动脉，降低血压。其有效成分儿茶精和没食子酸乙酯有抗血栓和抗血小板聚集作用。白芍对在体缺血而灌注大鼠心肌葡萄糖调节蛋白的表达有一定影响，这一影响可能上调 GRP 的表达来对抗缺血应激损伤，从而发挥保护作用。

（三）护肝、抗癌作用

白芍总苷对四氯化碳、黄曲霉毒素 B_1、D-半乳糖胺所致肝损伤有明显保护作用。白芍总苷还可抑制小鼠肝损伤后血清谷丙转氨酶 (ALT) 的升高及血浆乳酸脱氢酶 (LDH) 活性的增强；对肝脏病理组织改变也有一定保护作用。白芍总苷在 0.5～2.5g/L 时能对体外肝癌细胞的增长起到明显的抑制作用；在 1.0～1.5g/L 时能使人肝癌细胞的体积缩小，使荧光染色不断增强，在细胞核和细胞质内看到致密的浓染色块，或者颗粒状的黄绿色荧光染色。NF-κB 作为一种普遍存在的转录因子，可介导免疫应答、炎症反应。近年来的研究表明它与肿瘤的发生发展、抑制、凋亡、耐药性密切相关。吴昊等的研究表明白芍苷可抑制胃癌 SGC-7901 细胞的 NF-κB 的表达、促使 Bcl-2 高表达，并借助这种作用增强 5-氟尿嘧啶诱导的细胞凋亡效应，作用与剂量呈依赖性。

（四）解痉镇痛作用

白芍对肠管和在位胃运动有抑制作用，可显著对抗催产素引起的子宫收缩。能抑制小鼠扭体、嘶叫、热板反应，对吗啡抑制扭体反应有协同作用，并能对抗戊四氮所致惊厥。小鼠腹腔注射芍药苷能减少自发活动，延长环己巴比妥钠的睡眠时间，抑制因腹腔注射醋酸所引起的扭体反应。由此可见，白芍对中枢神经有抑制作用。

（五）增强耐缺氧能力和抗氧化、抗疲劳作用

白芍水提物腹腔注射可明显提高小鼠常压下抗缺氧能力，延长小鼠减压条件下缺氧存活时间。丹皮总苷和芍药总苷对氧自由基有清除作用，丹皮总苷可显著抑制肝脏脂质过氧化形成和 ALT 升高。表明白芍的成分具有抗氧化功效。白芍醇提物可显著延长小鼠游泳时间。夏颖等通过 DPPH、FRAP 检测法检测，研究得出白芍提取物及其有效成分 PGG 在体外具有以较强的清除自由基为基

础的抗氧化活性，在一定剂量下与浓度呈正相关，且活性强于维生素 C。

（六）抗炎作用

白芍总苷有效抑制巨噬细胞核的转录因子活性，会使巨噬细胞的一氧化氮的合成酶表达逐渐减少，且使一氧化氮的含量降低，炎症反应与一氧化氮含量呈正相关说明白芍具有抗炎作用。治疗慢性非细菌性前列腺炎疗效显著。芍药苷对角叉菜胶引起的大鼠足部肿胀发生有显著改善效果，故具有抗炎作用，且呈多方式多效应。白芍对治疗胃肠道炎症、过敏性炎症起到良好的镇痛、消炎作用。

（七）对免疫的影响

白芍总苷对小鼠的迟发型超敏反应有增强作用。白芍在其免疫调节方面效果良好。此外尚有降低胰蛋白酶效价、抗菌等作用。

第八章　通过实验研究得出的量效关系

本研究的初期阶段从四君子汤开始，以四君子汤对宫颈癌细胞株 hela-60 的作用结果为目标，发现其抑瘤作用不明显，随即结合临床实践加入白芍，发现其对宫颈癌细胞株 hela-60 抑制作用好于单用四君子汤的效果，于是又在四君子汤的基础上加桔梗进行抑瘤试验，结果显示其抑瘤作用好于单用四君子汤的效果。根据典籍和临床的运用规律，白芍和桔梗与四君子汤常同用，也就是目前的科研方柔肝健脾饮原方，研究发现科研方的抑瘤效果明显好于各其他组方。在量效关系上，各组方间均呈现相同的结果，即小剂量时，随着剂量增加抑瘤效果也变得明显，但达到一定剂量时，抑瘤效果会随剂量的增大而变差，考虑这种情况与中药多糖成分有关，在高剂量时多糖之间互相抑制。这充分体现出运用中药时每味中药的剂量选择在治疗过程中的关键作用。

由于实验与写作的间隔时间较长，存储器损坏，故本章中不能附加图片，只能以当时发表的论文作佐证。

结论：药物的作用与药物的副作用是和剂量息息相关的，在有效剂量内治疗作用与剂量呈正相关，在超过有效剂量后剂量与治疗作用呈现负相关。这与西药的量效关系是一致的。

第九章　柔肝健脾科研方的制备

第一节　制备过程中所需的器具

所用器具如下：砂锅（电磁锅）、天平、量杯、粉碎机、0.2mm 过滤筛、搅拌器、红外线光谱分析检测仪、离心机、液氮罐、离心管等。

第二节　柔肝健脾科研方的制备方法

一、用于临床服用

（一）柔肝健脾科研方传统煎煮

柔肝健脾科研方 1 剂放入砂锅加自来水或带矿物质的水 500mL 浸泡 1h，上火煎制，至沸腾改文火煎 15min，将药液滤出，加 200mL 水继续煎制如上法，并将两煎混合，滤出 300 ~ 330mL 药液。也有患者让药房代煎，代煎后的药液存放在 4℃的冰箱内，存放时间不得超过 2 周。服用前水浴或在蒸锅内加热后温服。

（二）柔肝健脾科研方制粉剂

将各味药物混合，用电动粉碎机粉碎后通过 0.2mm 筛过滤制成粉剂，每日早、晚饭前 0.5h 各取 5g，用 200mL 饮用水煮沸，降至室温后口服。

（三）柔肝健脾科研方制成丸剂（水丸）

将各味药物混合，用电动粉碎机粉碎后通过 0.2mm 筛过滤制成粉剂，由指定药房按照制备丸剂的标准制成丸剂，每日早、晚饭前 0.5h 各取 6g，用 200mL 饮用水送服。

二、用于科研实验

（一）用于科研实验的常规煎法

柔肝健脾成方 1 剂 45g 生药放入量杯加自来水或带矿物质的水 100mL 浸泡 1h，上火煎制，至沸腾改文火煎制 15min，将药液滤出后，再加水 50mL 以同样的方法煎制出 30 ～ 33mL 药液。两煎混合在一起，药液存放在 4℃的冰箱内，存放时间不得超过 2 周。在使用前应用 0.2μm 的抽滤器进行抽滤灭菌。

（二）用于科研实验的萃取方法

柔肝健脾成方 1 剂 45g 生药放入捣药罐，放 –200℃的液氮罐内冷冻 0.5h，取出捣碎，加入 –4℃的冷萃取液（注意每 1 ～ 2g 生药需要配制 10 mL 的萃取液来混合，具体情况根据器具容积调整）充分混合后放入离心机，3 000r/min 离心 5min，取上清液备用。药液存放在 4℃的冰箱内，存放时间不得超过 2 周。在使用前应用 0.2μm 的抽滤器进行抽滤灭菌。

第三节　成品质量的检测方法和标准

一、检测标准

（一）柔肝健脾科研方液状成品的检测标准

通过检测药液中蛋白及多糖的含量来检验药物的煎制效果。柔肝健脾成方 1 剂 45g 生药煎制出 30 ～ 33mL 药液，其蛋白、多糖含量在 77 ～ 83mg/mL 时干预细胞株药效最佳。（临床成人口服时以柔肝健脾成方 1 剂 45g 生药煎制出 300 ～ 330mL 药液，其蛋白、多糖含量在 8 ～ 9mg/mL 时药效最佳。）

（二）柔肝健脾科研方粉状成品的检测标准

柔肝健脾科研方粉状成品要求含生药量 100%。

（三）柔肝健脾科研方丸状成品的检测标准

柔肝健脾科研方丸状成品的检测标准要求含生药不低于 80%。

二、检测方法

（一）柔肝健脾科研方液状成品检测方法

柔肝健脾科研方液状成品应用红外线光谱检测仪检测药液的多糖、蛋白含量。检测时注意待试液体必须是室温，将分光光度计预热 15min，不得让比光池的盖子长时间打开，同时不要用手拿，比光池的光面会影响光的纯度，因为光的纯度还会受自然光的影响，所以应在较暗的光线条件下使用红外线光谱检测仪进行分光试验。样品量在 300μL，浓度不得过大或过小。

（二）柔肝健脾科研方粉状成品的检测方法

柔肝健脾科研方粉状成品要求含生药量 100%，通过监管药源和制备过程来确认其含量。

（三）柔肝健脾科研方丸状成品的检测方法

柔肝健脾科研方丸状成品的检测标准要求含生药不低于 80%。通过监管药源和丸剂的制备过程来确认其含量，制剂时赋形剂添加量不超过 15%。

第十章　柔肝健脾科研方的毒理观察

一、实验准备

（一）实验所需的器具

鼠笼、饮水器、饲料槽、开口器、灌胃器、手套、注射器、实验用诊断试剂、实验用组织剪、试管、饲料、笼底敷料（木屑）、天平。

（二）实验动物的纳入标准

清洁级昆明小鼠，动物品系为 KM 小鼠 [许可证号：SCXK（冀）2003-1-003]，体重 18～22g，鼠龄为 3～4 周，雌雄各半。

二、采集标本的方法

准备就绪后，购买纳入标准的实验动物，按照下列喂养方法进行喂养，按实验计划采集鼠尾尖的血液，将小鼠从笼中抓出，消毒鼠尾部，用清洁的剪刀剪去鼠尾的一部分，直接将血液滴入备用的试管中。

三、实验动物的喂养方法和观察指标

昆明小鼠 56 只，雌雄各半。完全随机地将小鼠分为雌雄各 4 组，雌雄分笼饲养。第 1 组饮用配入 50 倍成人剂量的药物的水，第 2 组饮用配入 100 倍成人剂量的药物的水，第 3 组饮用配入 200 倍成人剂量的药物的水，第 4 组饮用自来水做空白对照。

（一）急性毒性试验观察期间喂养

采用开口器协助灌胃，每次灌入日用量的 1/2，早 8：00、晚 6：00 各一次。

（二）观察指标

1.急性毒性试验

（1）观察时长：48h。

（2）观察指标：人为观察包含活动能力、进食量、进水量、有无惊厥、四肢有无瘫痪、步伐稳健情况、毛发有无竖毛、呼吸、粪便、死亡情况。

（3）观察方法：自给药开始计时，每 0.5h 观察一次，采用双人确认制度，意见不同时立即采用第三方认证的方式。

2. 亚急性毒性试验

（1）观察时长：9 周。

（2）观察指标：人为观察包括活动能力、进食量、进水量、有无惊厥、四肢有无瘫痪、步伐稳健情况、毛发有无竖毛、呼吸、粪便、死亡情况。

（3）观察方法：每天早晨和晚上灌胃前，采用单人确认制度，发现问题立即采用第二方认证的方式。

（4）血液标本采集时间：给药后的第 3 周、第 6 周、第 9 周早晨灌胃前。

（5）血液标本采集方法：剪尾尖放血法。

（6）检验项目：①血常规：含血红蛋白含量、白细胞数量、中性粒细胞数量；②肝功能：含谷丙转氨酶、谷草转氨酶、谷氨酰胺转氨酶、总胆红素水平；③肾功能：含肌酐、尿酸、尿素氮水平。

四、结论

（一）急性毒性试验

观察结果：惊厥未发现；四肢：无瘫痪、步伐稳健无跛足、无爬行不稳；毛发：无竖毛；呼吸：均匀，无喘憋；粪便：无异常变化；死亡情况：无死亡。实验表明至日常用药 200 倍用量时尚无药物急性毒性产生。

（二）慢性毒性试验

观察结果：惊厥未发现；四肢：无瘫痪、步伐稳健无跛足、无爬行不稳；毛发：无竖毛；呼吸：均匀无喘憋；粪便：无异常变化；死亡情况：有一例采血后死亡，考虑采血时操作粗暴导致。

动物体重、进食量、进水量组间比较无显著差异；血常规的白细胞计数、红细胞计数，肝功能的谷丙转氨酶、谷草转氨酶，肾功能的肌酐、尿酸、血尿素氮水平均在正常范围波动，无明显差异。

实验表明在 200 倍剂量下尚无明显可记录的药物毒性副作用出现。

（三）附注试验说明

人与鼠的换算比例按 50 倍量换算，即鼠用剂量为人用剂量 50 倍时视为与人用剂量等量、鼠用剂量为人用剂量 100 倍时视为人用剂量的倍量、鼠用剂量为人用剂量 200 倍时视为人用剂量的 4 倍量。至 4 倍量时无上面所检测的毒副作用发生，说明药物组方具有足够的安全性。

第十一章　柔肝健脾科研方的实验研究
——对肿瘤细胞株的影响

本章引用发表在《中华实用中西医杂志》2005 年第 18 卷第 8 期第 1193—1195 页的文章。

第一节　柔肝健脾科研方实验研究准备和试验方法

一、实验需要的器具、耗材

（一）实验需要的器具

CO_2 培养箱、通风橱、显微镜、实验用冰箱、培养皿、吸管、玻片、烧瓶、蛋白印迹分析仪、流式细胞仪、笔式加液器、0.2 目的抽滤过滤器、细胞培养瓶、细胞计数仪、电泳槽、紫外线分析和智能照相装置、加热恒温仪RNeasy Total RNA Kit（Qiagen，Hilden，德国公司）、Coulter-Counter Z1（Coulter-Immunotech，Hamburg）。

（二）实验用细胞株

人乳腺癌细胞株：MCF-7；宫颈癌细胞株：Hela-60。

（三）试剂及培养液

胰酶、甲醇、培养液、小牛血清、冰醋酸、Giemsa 染液、MTT 试剂盒、琼脂糖、蒸馏水、PBS 液、Bcl-2 试剂、BMP-2 试剂、BMP-6 试剂、BMP-7 试剂。

（四）中药准备

所用中药由石家庄乐仁堂提供。

二、实验方法

（一）细胞培养条件

应用 DMEM 加入 10% 小牛血清作为培养液，在恒温 37 ℃、湿度 95%、CO_2 5% 的培养箱中培养，传代时用 Trypsin-EDTA [0.5g/L Trypsin（1：250）+0.2g/L EDTA] 消化细胞，加培养基去消化后分瓶。

（二）分组培养

得到足够数量的细胞后分瓶到面积为 25cm² 的培养瓶中，每瓶接种 1×10^6 个细胞，培养过夜大约 16h 后，随机将细胞分组，弃上清液，用 PBS 液冲洗两次。对照组：应用 DMEM 加入 10% 小牛血清作培养液。实验组分 4 组：在 DMEM 中加入 10% 小牛血清并加相应量的柔肝健脾科研方药液配成含生药比例为 40mg/mL、50mg/mL、60mg/mL、70mg/mL 的培养液，在同样的培养条件下对细胞株进行培养。

第二节　柔肝健脾科研方对细胞株形态的影响

采用上述的培养方法，统一的时间段内培养 28h 后中断培养。对各组细胞形态用同一型号相机采用统一标准放大 300 倍照相，如图 11-1 至图 11-5 所示。

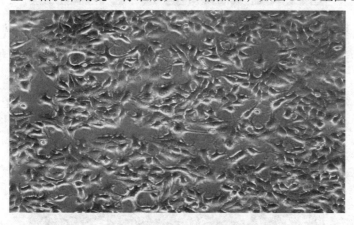

图 11-1　细胞培养液加入 10% 小牛血清

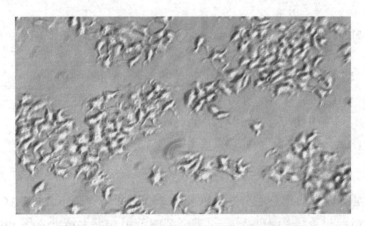

图 11-2　细胞培养液加 10% 小牛血清再加柔肝健脾科研方至 40mg/mL

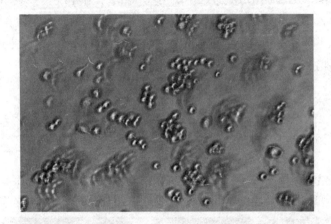

图 11-3　细胞培养液加 10% 小牛血清再加柔肝健脾科研方至 50mg/mL

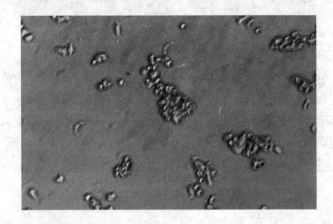

图 11-4　细胞培养液加 10% 小牛血清再加柔肝健脾科研方至 60mg/mL

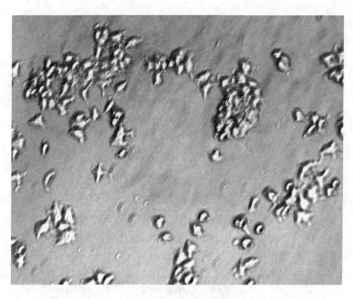

图 11-5　细胞培养液加入 10% 小牛血清再加柔肝健脾科研方至 70mg/mL

第三节　柔肝健脾科研方对肿瘤细胞株增殖的影响

一、柔肝健脾科研方对细胞株凋亡的影响

首先进行标本采集和细胞计数，将待采集的细胞从培养箱中取出，到洁净已恒温 37℃ 的通风橱中操作，弃上清液，用 37℃ PBS 冲洗 3 遍。Trypsin-EDTA 消化液消化 3 ~ 5min 后轻轻敲打使细胞充分脱离瓶底，加入带血清的培养基 10mL 制成悬浊液，取 20μL 放入 20mL 去离子水中（量瓶外有标记），其余放入带标记的离心管中，离心备用。量瓶轻轻摇晃 2 ~ 3 遍，上机测量样本细胞数，并做好记录，以计数活细胞数量。各实验组细胞对肿瘤细胞的凋亡作用机理可通过图 11-6、图 11-7 得出。

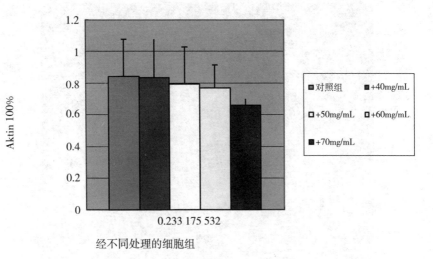

经不同处理的细胞组

图 11-6 柔肝健脾饮对细胞凋亡基因 Bcl-2 的影响

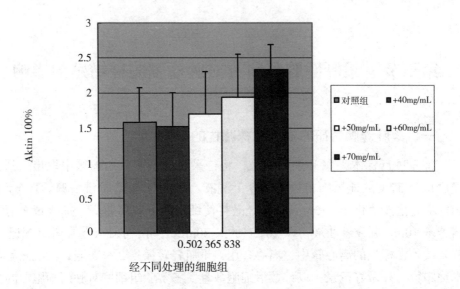

经不同处理的细胞组

图 11-7 柔肝健脾饮对细胞凋亡基因 BMP-2 的影响

二、柔肝健脾科研方对细胞增殖相关因子的影响

(一)引物

由德国 Baulinmann 生物公司提供，基因引物序列如下：

BMP-2上游引物 5'-TCATAAAACCTGCAACAGCCACATCG-3'，下游引物 5'-GCTGTACTAGCGACACCCAC-3'。

Bcl-2上游引物 5'-GTTCGGTGGGGTCATGTGTGTGGAGAGCG-3'，下游引物 5'-TAGGGATTCGACGTTTTGCCTGA-3'。

β-Aktin上游引物 5'-CGGGAAATCGTGCGTGACAT-3'，下游引物 5'-GAACTTTGGGGGATGCTCGC-3'。

（二）细胞RNA提取及纯度测量

用 RNeasy Total RNA Kit（Qiagen，Hilden，德国公司）作试剂提取 RNA，细胞的收集如细胞传代过程，用 TEDA 作消化液收集后以 900r/min 的转速离心 5min，弃上清液，用 BPS 冲洗，再次以 900r/min 的转速离心 5min。用 500μL RLT Lysepuffer+50μL β-Mercaptoethanol 裂解细胞充分搅拌至完全裂解。转移到 QLA 管内，以 1 400r/min 的转速离心 2min，取出 QLA 管扔掉滤过膜，管内加入 500μL 70% 酒精充分混合依次各取 500μL 加入 Rneasy 管内，第一次以 10 000r/min 的转速离心 15s，滤过膜下滤过液倒入污物袋，第二次以 10 000r/min 的转速离心 1min，滤过膜下滤过液倒入污物袋。将滤过膜重新放回管上，膜上加 500μL RW1 Waschpuffer，室温放置 10min，以 10 000r/min 的转速离心 1min，滤过膜下滤过液连同管倒入污物袋，将滤过膜放到一个新的管上加 500μL RPE Waschpuffer 以 10 000r/min 的转速离心 15s，再次加 500μL RPE Waschpuffer 以 10 000r/min 的转速离心 2min，带有 RNA 的滤过膜变干燥后，将滤过膜置于新的带盖的 Eppendorf 管，用 50μL RNase-freies Wasser 加入滤过膜以 10 000r/min 的转速离心 2min，RNA 被收集在 Eppendorf 管，或进行纯度和浓度鉴定，或置于 -80℃冰箱。

（三）总RNA纯度和浓度鉴定

RNA 的纯度测定采用琼脂糖电泳的方法。RNA 的浓度用分光光度计测量，接近室温的 RNA 用去离子水按 1：100 稀释，首先测 260nm 和 280nm 时的比值，计数在 CON 出现时的数值乘 100 即 RNA 的浓度。

（四）逆转录酶链反应

取 1μg RNA（如体积不足 1μL 时取 1μL RNA）加入 0.5mL 的 Eppendorf 管，加去离子水补充容积至 8.5μL，将此 RNA 放置在 Tehrmoblock 恒温 65℃ 加热 5min，加热的同时配制 cDNA 逆转录试剂 RT-Mix（5×Reaktionspuffer-250mMTris-HCl，pH 8.3；375mM KCl；15mM MgCl$_2$）4μL，2μL 0.1MDTT；

1μL 0.2mg/mL Oligo-dT（1.6μg/20μL）；2μL Mix dNTP（2.5mM dATP，dCTP，dGTP，dTTP），0.5μL RNasin（40U/μL）；1μL M-MLV，0.5μL RNasin，0.5μL RNasin frei，共计11.5μL，加入已加热的 RNA。室温卵化10min 然后放置在37℃的恒温箱60min，取出放置在 Tehrmoblock 恒温95℃ 8min，灭活 cDNA 逆转录酶，逆转录的 cDNA 放置于 -20℃冰箱保存。

（五）多聚酶链反应

一个25μL-PCR 的反应体系组成：18.5μL 灭菌水，2μL 10×Buffer，2μL NTP 能量合剂（组成10μm dATP，dGTP，dCTP、dTTP），0.5μL 的上游引物，0.5μL 的下游引物，0.5μL 的 TaqDNA 聚合酶及1μL 的 cDNA。此 cDNA 按制定好的程序在下列相应的条件下被复制。

β-Aktin：

第一步95℃ 3min。

第二步28个循环，每个循环95℃ 30s，65℃ 20s，72℃ 20s。

第三步5min72℃，4℃冷却待取。

Bcl-2：

第一步95℃ 3min。

第二步34个循环，每个循环95℃ 30s，62℃ 30s，72℃ 30s。

第三步5min72℃，4℃冷却待取。

BMP-2：

第一步95℃ 3min。

第二步30个循环，每个循环95℃ 30s，65℃ 20s，72℃ 20s。

第三步5min72℃，4℃冷却待取。

（六）PCR 产物的电泳分析

取 PCR 产物10μL 进行琼脂糖凝胶（1%）电泳，电泳后于紫外线灯下据已知的 bp 数的 ΛDNA+Pst Ⅰ位置判断目的产物，拍照扫描后存盘，用 Lambig 分析软件（由德国汉堡软件公司提供）做面积灰度扫描，以密度及面积测定其表达计算目的基因的相对表达量，以各自 β-Aktin 作为参照。细胞株经不同培养基培养，采集标本产生的电泳图如图11-8所示。

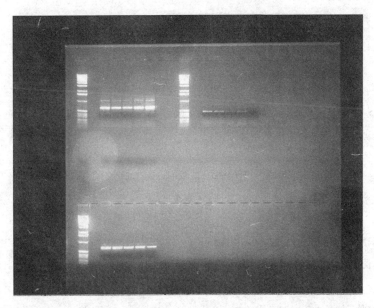

图 11-8 细胞株经不同培养基培养，采集标本产生的电泳图

图 11-8 左上角是对照组与柔肝健脾科研方处理后各组细胞中细胞成骨基因 BMP-2 的表达琼脂电泳扫描图。排序自左向右：第 1 列 β-Aktin 作为参照；第 2 列空白对照；第 3 列细胞培养液加入 10% 小牛血清做基础对照；第 4 列细胞培养液加入 10% 小牛血清再加柔肝健脾科研方 40mg/mL；第 5 列细胞培养液加入 10% 小牛血清再加柔肝健脾科研方 50mg/mL；第 6 列细胞培养液加入 10% 小牛血清再加柔肝健脾科研方 60mg/mL；第 7 列细胞培养液加入 10% 小牛血清再加柔肝健脾科研方 70mg/mL。

图 11-8 左下角是对照组与柔肝健脾科研方处理后各组细胞中细胞凋亡基因 Bcl-2 的表达琼脂电泳扫描图，其样本的排序与左上角的排序完全相同。

第四节　柔肝健脾科研方对 MCF-7 肿瘤细胞株的影响结果

一、柔肝健脾科研方对 MCF-7 细胞存活率的影响

对照组及不同处理组间培养 28 小时存活细胞数的比较见表 11-1。

表 11-1　对照组及不同处理组间培养 28h 存活细胞数的比较（$\bar{x} \pm s$）

观察指标 ＼ 组别	对照组（n=9）	实验组（n=9）			
		40mg/mL	50mg/mL	60mg/mL	70mg/mL
细胞总数	6 395 200 ± 12 000	7 280 800 ± 10 830	5 923 400 ± 2 000	2 040 200 ± 3 010	98 8600 ± 2 300
存活细胞数	6 271 200 ± 8 900	6 095 200 ± 32 000	402 200 ± 3 010	1 256 400 ± 2 870	540 400 ± 9 010

注：各实验组与对照组比较 $P<0.01$。

从表 11-1 中可以看出，用药组细胞成活率明显低于对照组，且药物浓度与细胞成活率呈现负相关。

二、柔肝健脾科研方对 MCF-7 细胞形态的影响

图 11-1 细胞为对照组；图 11-2 细胞为柔肝健脾科研方药液配成含生药比例为 40mg/mL 培养液，与对照组同样的培养条件下培养的细胞；图 11-3 细胞为柔肝健脾科研方药液配成含生药比例为 50mg/mL 培养液，与对照组同样的培养条件下培养的细胞；图 11-4 细胞为柔肝健脾科研方药液配成含生药比例为 60mg/mL 培养液，与对照组同样的培养条件下培养的细胞；图 11-5 细胞为柔肝健脾科研方药液配成含生药比例为 70mg/mL 培养液，与对照组同样的培养条件下培养的细胞。由图 11-1 可见对照组细胞全部着底，颗粒饱满、触角长而粗；用药组细胞形态向球形蜕变，触角变细、变短。随药物剂量加大变化幅度也在变大，甚至有的细胞悬浮于培养液内。通过对细胞形态、触角、细胞数量进行分析，可见药液在形态学角度主要通过影响细胞形态、悬浮情况、触脚型质来影响肿瘤细胞株的生殖。

三、柔肝健脾科研方对细胞成骨相关基因 BMP-2 的影响

从图 11-7 可以看出柔肝健脾科研方上调细胞成骨相关基因 BMP-2 的表达，且与药物的浓度呈正相关。

四、柔肝健脾科研方对 Bcl-2 的影响

从图 11-6 可以看出柔肝健脾科研方下调细胞凋亡相关基因 Bcl-2 的表达，且与药物的浓度呈负相关。

五、琼脂电泳

图 11-8 为细胞成骨相关基因 BMP-2 和细胞凋亡相关基因 Bcl-2 在不同

细胞群组的表达琼脂电泳图即图 11-6、图 11-7 的数据源。可以看出柔肝健脾科研方上调细胞成骨相关基因 BMP-2 的表达，下调细胞凋亡相关基因 Bcl-2 的表达，且与药物的浓度呈相关性，与图表结论相符。

第五节　本章所涉及的统计学方法

以均数 ± 标准差表示，经两两配对的 *T*-test 检验，$P<0.05$，有统计学意义。

第六节　讨　论

通过上述的结论可以看出柔肝健脾科研方通过对肿瘤细胞株外在形态及内在基因的改变来影响其生长态势达到促其凋亡的目的；细胞凋亡存在于多细胞生物的整个生命过程中，可及时清除机体内多余和受损的细胞，维持组织器官的稳定性，也就是说细胞在一定的生理或病理环境下，由基因调控的一种主动而有序的自我消亡形式。Bcl-2 为原癌基因促进细胞存活，抑制细胞凋亡，是在肿瘤发生上起决定作用的基因。其高表达是通过 t（14：18）染色体易位首先发生在滤泡性淋巴瘤中。Bcl-2 是阻断细胞凋亡的最后期通路的关键蛋白，不影响凋亡早期过程的因素。Bcl-2 的表达减少了与细胞凋亡的进程相平衡。在实验中表明 Bcl-2 的表达在实验组的细胞中和对照组相比明显减少，说明用药后促进了细胞的凋亡，Bcl-2 的减少是在抑制细胞凋亡时被消耗的。我们的结论与其具有相同的意义。

BMP-2 是骨形态发生蛋白，对成纤维细胞生长有一定的诱导作用，表明创伤使内源性 BMP 呈阶段性合成和释放，它在骨质中的高表达是抑制骨质疏松和骨折的发生。用 BMP-2 加入培养基培养的细胞 ID_1、ID_2、ID_3 的表达与对照组相比要高得多。实验表明经柔肝健脾科研方处理组细胞中的 BMP-2 高表达，且与柔肝健脾科研方使用药液的浓度呈正相关。说明柔肝健脾科研方在促使细胞凋亡的过程中细胞结构的变化刺激 BMP-2 复制而呈现高表达。

由此我们推论，柔肝健脾科研方不仅是辅助治疗乳腺癌及其他癌症的药物，还可以作为治疗药物使用。这一推论也在后面的动物实验中得到验证。

第十二章　柔肝健脾的实验研究
——对裸鼠移植瘤影响

本章引用发表在《陕西中医》2007年1月第28卷第1期第11—115页的文章。

第一节　裸鼠移植瘤的造模过程

一、实验需要的器具及试剂、裸鼠、肿瘤细胞株

（一）实验器具及试剂

鼠笼、饮水器、饲料槽、开口器、灌胃器、手套、注射器、实验用组织剪、试管、饲料、无菌笼底敷料、天平、0.2μm 抽滤过滤器、游标卡尺、CO_2 培养箱（恒温37℃、含 CO_2 5%，湿度95%，德国 GB 公司生产）、通风橱、显微镜、实验用冰箱、培养皿、吸管、玻片、烧瓶、笔式加液器。

药物与试剂：柔肝健脾饮（生晒参、茯苓、炒白术、甘草、桔梗、白芍）于石家庄市乐仁堂中药部购买；细胞培养基为上海天昊生物科技有限公司生产的 RPMI1640 培养基；胰蛋白酶由德国 GB 公司提供。

（二）裸鼠

品名：BALB/c-nu，均为雌鼠，购自中国药品生物制品检定所实验动物中心。许可证编号：SCXK（京）2005-0004。

（三）细胞株

人乳腺癌细胞株 MCF-7，由河北省肿瘤研究所细胞室储备。

二、实验方法及其实用价值

（一）裸鼠的养殖方法

实验期间裸鼠饲养环境：SPF 环境，在河北省实验动物中心。许可证编号：SYXK（冀）2003-0026。

根据重量将 25 只裸鼠采用区域性半随机方法分为 4 组，每组 6 只（对照组 7 只），各组均采用充足饲料和水，自由喂养 5 天，观察鼠各方面生理特征正常的情况下，给予接种造模。

（二）细胞培养

人乳腺癌细胞株 MCF-7，由河北省肿瘤研究所细胞室储备，细胞复苏后采用含胎牛血清 10% 的 RPMI1640 培养基培养。培养条件：恒温 37℃、含 CO_2 5%、湿度 95% 的二氧化碳孵箱中培养，用 0.25% 胰蛋白酶进行消化传代。

（三）接种造模方法

取对数生长期的人乳腺癌细胞株 MCF-7，将培养瓶中的培养液倾出，用 PBS 清洗，0.25% 胰蛋白酶进行消化 3 ~ 5min 加入培养液制成细胞悬液，对细胞进行计数，以 800r/min 转速进行离心 5min，去除上清液，加生理盐水（浓度为 0.9% 的氯化钠溶液）清洗 3 遍，再一次对细胞进行计数，用生理盐水制成含细胞 1×10^7 浓度的细胞悬液，以每只 0.2×10^7 mL 的细胞数接种于模型鼠的右侧乳垫处（注意动作轻柔，进针深度在内皮，针头进针长度不宜超过 1.5cm）。接种完毕将模型鼠放回鼠笼，正常喂养并进行观察，成瘤时间 6 ~ 10 天不等。

（四）煎药方法

采用传统煎药方法，将柔肝健脾科研方组成药物装入烧杯加 80mL 饮用水浸泡 30min，中火煎至沸腾，改用文火（小火）煎煮 20min 滤出，再次加水煎煮 30min，将滤出液混合，同时应用光谱分析检测仪，检测药液中蛋白及多糖的含量。检验药物的煎制效果，按照 45g 生药煎制出 30 ~ 33mL 药液，其蛋白、多糖含量在 77 ~ 83mg/mL 时药效最佳。计算每毫升药液中生药含量，保鲜存储备用。使用时用直径为 0.2μm 过滤器对药液进行抽滤灭菌。

三、本实验需要的特殊器具、耗材

（一）试剂

试剂 CD4+、试剂 CD8+ 由美国 BD PharmingenTM Techiical Data Sheet 公司生产。

（二）仪器

流式细胞仪检测条件及参数：采用美国 Beckman Couter 公司生产的 Epics-XL Ⅱ型流式细胞仪，激光发射源为 15mW 氩离子激光器，激光波长为 488nm，应用 Expo 32ADC 进行免疫荧光数据分析。

（三）化学药物

环磷酰胺为江苏恒瑞医药股份有限公司提供，国药标准 H0950291；甲氨蝶呤为上海医药集团有限公司华联制药厂提供，国药标准 H31021683；氟尿嘧啶为天津金耀氨基酸有限公司提供，国药标准 H12020959。

第二节　对模型鼠分组干预

一、对模型鼠分组

成瘤后对模型鼠按移植瘤体积的大小进行区间分组法半随机重新分组（每组 6 只），各组间模型鼠的体重、移植瘤体积进行均衡比较，不存在统计学的差异，具有可比性。

二、对各组模型鼠进行干预

对各组模型鼠采用不同的干预手段进行实验干预。

（一）阴性对照组

从认定成瘤第 1 天起，每日每只鼠经腹膜注射生理盐水 0.2mL。

（二）中药组

从认定成瘤第 1 天起，每日每只鼠经腹膜注射中药 0.2mL（含柔肝健脾饮生药 45mg），为人日用剂量的 25 倍。

（三）西药组

认定成瘤第 1 天，应用经典的 CMF 化疗方案（环磷酰胺 10mg/ 只经尾静脉注射，甲氨蝶呤 0.5mg/ 只在第 2 天腹膜内注射，氟尿嘧啶 10mg/ 只在第 2 天经尾静脉注射。为人日用剂量 25 倍）。然后每日每只鼠经腹膜注射生理盐水 0.2mL。

（四）中西药组

应用 CMF 化疗方案（环磷酰胺 10mg/ 只经尾静脉注射，甲氨蝶呤 0.5mg/ 只在第 2 天腹膜内注射，氟尿嘧啶 10mg/ 只在第 2 天经尾静脉注射。为人日用剂量 25 倍），兼每日每只鼠经腹膜注射中药 0.2mL（含柔肝健脾饮生药 45mg）。

第三节　对模型鼠的观察指标及标本采集

一、观察指标

对每组鼠生物学行为进行观察记录，对移植瘤体积和模型鼠体重进行动态检测，移植瘤体积 $V（mm^3）= \pi（L \times W^2）/6$，其中 V 是移植瘤体积，π 是常数代表圆周率，L 是移植瘤的长径，W 是移植瘤的短径。测量时采用同一时间段、同一人进行测量，避免人为误差出现。

二、标本采集

在模型鼠继续干预到 4 周时，摘眼球处死模型鼠，处死过程中采集外周血备用；取出移植瘤体称量其重量，直接测量其长、短径计算体积。然后分别取部分肿瘤组织放于 120 目的不锈钢网上，下置一平皿，用眼科组织剪将组织剪碎，研磨，边搓边用生理盐水冲洗，将组织搓完为止。将平皿中的混悬液用 300 目铜网过滤去除细胞团块，收集细胞悬液 5mL 倒入做好标记的离心管，离心 2min（离心转速 600r/min）放冰箱冷藏备用。

第四节 实验的检测方法

一、移植瘤细胞 DNA 含量的测定

制成 1×10^5/mL 的细胞悬液，取 0.1mL 加入 10% 鸡红细胞作为内参标准，与样品同步染色，加入碘化丙啶（PI：50mg/L，Triton X-100 1%）1mL，存入 4℃冰箱中 30min 染色，以 500 目铜网过滤，使样品成为单细胞悬液，装入有不同标记离心管，上机检测，应用内置的数据分析系统进行数据处理。

二、细胞免疫荧光标记

将冷藏备用血液制备成含粒细胞 1×10^6/mL 的单细胞悬液，各取 1×10^6/mL 单细胞悬液 0.1mL 分别放入做好标记的可离心试管中，分别加入鼠抗人单克隆抗体工作液 CD4、CD8、CD13 各 0.1mL，室温孵育 30min 加入 PBS 液 10mL 洗涤一次，弃上清液，加入羊抗鼠 FITC-IgG 二抗工作液 100mL，避光室温孵育 30min，加入 PBS 液 10mL 洗涤一次，去上清液，除去未结合的荧光二抗，上机检测前加入 PBS 液 0.1mL，500 目铜筛过滤，检测 CD4、CD8、CD13 的阳性表达率。

第五节 实验的统计方法

（1）表 12-1、表 12-2 数据采用方差齐性分析后，进行 t 检验。

（2）表 12-3 采用 χ^2 检验。

表 12-1 各组鼠的体重、瘤体重量、瘤体体积及血清中 CD13 标记率（$\bar{x} \pm s$）

组别	观察指标				
	n	体重	瘤体重量	瘤体积	CD13 标记率
对照	6	20.971 ± 0.689	74.129 ± 0.423	4.038 ± 0.325	3.3566 ± 0.8794
中药	6	22.083 ± 0.232 *	2.883 ± 0.271※	2.624 ± 0.293※	1.9629 ± 0.5527 *

注：与对照组比较，＊ $P<0.05$；※$P<0.01$。

表 12-2　各组鼠血清中 CD4⁺、CD8⁺、CD4⁺/CD8⁺ 的标记数值（$\bar{x} \pm s$）

组别	观察指标			
	n	CD4⁺	CD8⁺	CD4⁺/CD8⁺
对照	6	34.23 ± 5.41	18.31 ± 3.43	1.72 ± 0.23
中药	6	40.91 ± 3.42 *	13.83 ± 2.94 *	2.38 ± 0.16※

注：与对照组比较，＊ $P<0.05$；※ $P<0.01$。

表 12-3　各组鼠移植瘤细胞中 DNA 倍体表达情况（$n\%$）

组别	组织来源		
	n	DNA 倍体	
		二倍体	异倍体
对照组	6	0	6
中药组	6	6	0

注：与对照组比较 $P<0.01$。

第六节　柔肝健脾科研方对裸鼠移植瘤影响的结果

一、柔肝健脾科研方对带瘤裸鼠体重的影响

研究发现，实验干预到第 8 天时单纯应用化疗药物组模型鼠死亡 1 只，第 9 天时该组鼠全部死亡；第 11 天时应用化疗药物和柔肝健脾饮的中西药组全部死亡，与单纯应用西药组的鼠多存活 2 天；对前 9 天各组鼠之间体重和移植瘤体积进行观察发现中西药组体重比单纯西药组重，而移植瘤体积则比单纯西药组大。各组鼠体重动态变化如图 12-1 所示。

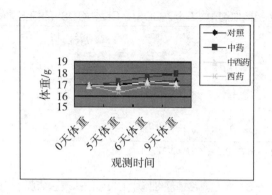

图 12-1　各组鼠体重动态变化

实验干预到第 4 周时中药组鼠的体重较对照组重，差异显著（$P < 0.05$）。

二、柔肝健脾科研方对移植瘤体积的影响

中药组小鼠移植瘤体积比对照组小鼠大，两组间相比具有显著差异（$P < 0.01$）。各组鼠移植瘤体积动态变化如图 12-2 所示。

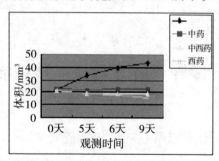

图 12-2　各组鼠移植瘤体积动态变化

三、结果观察

中药组血清中 CD13 的表达含量明显低于对照组（$P<0.05$），以上结果如表 12-1、图 12-7、图 12-8 所示；治疗组血清中 CD4[+] 阳性标记率与对照组比较差异显著（$P<0.05$）；中药组 CD4[+]/CD8[+] 比值与对照组比较具有显著差异（$P<0.01$），如表 12-2、图 12-3 ～图 12-6 所示。

（F2）[E]G0027692.LMD:FL1 LOG

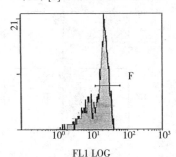

FL1 LOG

(F2)[E] G0027692.LMD:FL1 LOG

Region	Number	%Gated	X–Mean	X–Mode
F	1607	47.02	24.3	22.2

图 12-3　CD4⁺ 在使用中药组鼠
　　　　血清中标记率

（F2）[T]G0027685.LMD:FL2 LOG

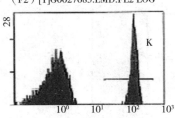

FL2 LOG

(F2)[T] G0027685.LMD:FL2 LOG

Region	Number	%Gated	X–Mean	X–Mode
K	1684	23.92	155.7	157.7

图 12-4　CD4⁺ 在对照组鼠血清中标
　　　　记率

（F3）[N]G0027089.LMD:FL1 LOG

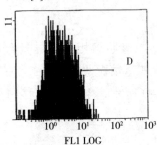

FL1 LOG

(F3)[N] G0027089.LMD:FL1 LOG

Region	Number	%Gated	X–Mean HP	X–CV
D	416	10.72	20.7	0.1

图 12-5　CD8⁺ 在使用中药组鼠血
　　　　清中标记率

（F2）[N]G0027088.LMD:FL1 LOG

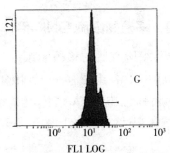

FL1 LOG

(F2)[N] G0027088.LMD:FL1 LOG

Region	Number	%Gated	X–Mean HP	X–CV
G	1853	18.32	27.1	1.8

图 12-6　CD8⁺ 在对照组鼠血清中标记率

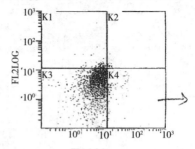

（F4）[J]G0040104.LMD:FL1 LOG/FL2 LOG

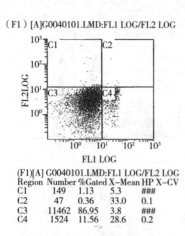

（F1）[A]G0040101.LMD:FL1 LOG/FL2 LOG

(F1)[A] G0040101.LMD:FL1 LOG/FL2 LOG
Region	Number	%Gated	X–Mean	HP X–CV
C1	149	1.13	5.3	###
C2	47	0.36	33.0	0.1
C3	11462	86.95	3.8	###
C4	1524	11.56	28.6	0.2

图 12-7　CD13 在使用中药组鼠
血清中的标计率

(F4)[J] G0040104.LMD:FL1 LOG/FL2 LOG
Region	Number	%Gated	X–Mean	HP X–CV
K1	232	4.10	8.0	0.1
K2	62	1.10	21.4	0.1
K3	4842	85.55	5.8	###
K4	524	9.26	22.5	0.4

图 12-8　CD13 在对照组鼠血清中的标
计率

四、移植瘤细胞 DNA 倍体数目

中药组所有鼠的移植瘤细胞均为二倍体，与对照组相比差异具有显著性（$P < 0.01$）。各组鼠移植瘤细胞中 DNA 倍体表达情况见表 12-3，使用中药组鼠移植瘤细胞 DNA 倍体测试结果如图 12-9 所示，对照组鼠移植瘤细胞 DNA 倍体测试结果如图 12-10 所示。

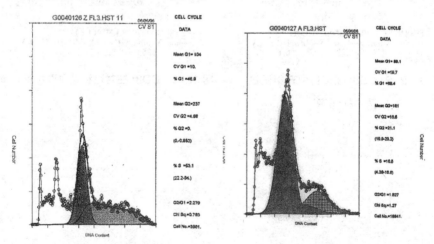

图 12-9　使用中药组鼠移植瘤细
胞 DNA 倍体测试结果

图 12-10　对照组鼠移植瘤细胞 DNA
倍体测试结果

第七节　讨　论

应用抗肿瘤药物即化疗治疗恶性肿瘤，是目前恶性肿瘤全身治疗的主要手段之一。但是抗肿瘤药物有很大的缺点，它对肿瘤细胞的选择性抑制作用不强，用药后尤其是大剂量应用时毒性反应较大。实验观察到：应用抗肿瘤药干预到第 8 天时纯西药组模型鼠死亡 1 只；第 9 天纯西药组全部死亡，而中西药组死亡 6 只。考虑化疗药物导致的骨髓抑制现象引起血液粒细胞减少，白细胞数量减少诱发感染或大量肿瘤细胞在药物作用下坏死，引起肿瘤溶解综合征致死；同时不排除用药剂量过大致死或化疗药物导致肝肾损害死于肝肾衰竭。同时观察到在应用同等剂量化疗药物及饲养条件相同的前提下，应用柔肝健脾科研方干预和应用生理盐水干预的模型鼠的生存时间不同，说明柔肝健脾科研方具有延长乳腺癌模型鼠生存时间的功效；从模型鼠移植瘤体积和模型鼠体重的动态变化规律可见应用柔肝健脾科研方组的模型鼠体重呈增加趋势，而移植瘤体积呈缩小趋势，说明柔肝健脾科研方能够增强小鼠的免疫力，直接或间接抑制裸鼠移植瘤的增殖，减少瘤细胞对机体的消耗，减轻化疗药的副作用。

肿瘤的发生和发展与机体的免疫力密切相关，是在机体免疫力低下，免疫无应答或免疫应答无效时发生的，应用单克隆抗体和流式细胞技术研究淋巴细胞亚群变化与肿瘤的不同发展阶段的密切关系及其在肿瘤分期中的作用已得到肯定。T 淋巴细胞是构成机体免疫防御系统的重要细胞，T 淋巴细胞中包括辅助性 T 细胞 $CD4^+$、抑制性 T 细胞 $CD8^+$ 两个主要亚群，这两类细胞不断变化、调整，可以维持机体内的免疫平衡。$CD4^+$ 具有免疫反应活性，辅助 B 细胞产生抗体，有分泌细胞因子的作用；而 $CD8^+$ 有免疫抑制和细胞毒性的作用。实验表明柔肝健脾科研方能不同程度地使 $CD4^+/CD8^+$ 提高，说明柔肝健脾科研方对细胞免疫功能具有调节作用。

CD13 是一系列从蛋白质多肽链氨基端催化降解氨基酸残基的水解蛋白酶。其中的氨基肽酶 N，因其与肿瘤的侵袭、转移、免疫调节和病毒感染等多方面的生理病理过程有关而备受人们的关注。它在肿瘤细胞表面高表达，被称作肿瘤细胞的标记物或相关抗原 CD13，CD13 通过对肿瘤细胞的外基底膜的降解作用，而引起肿瘤的侵袭和转移。同时，它在新生血管的生成过程中也有重要作用。而肿瘤无论是原发病灶的快速增生，还是迁移灶的存活生长，都离不开新生血管的生成。因此，检测肿瘤细胞表面 CD13 的表达对肿瘤的诊断和治疗具有重要意义。本实验通过构建裸鼠移植瘤进行研究，应用柔肝健脾科研方进行干预治疗，发现柔肝健脾科研方降低了外周血液中 CD13 的表达，说明中药柔肝健脾科研方能通过减低肿瘤细胞表面的相关抗原 CD13 降低肿瘤侵袭和转移能力来抑制裸鼠移植瘤的增殖。与直接测量瘤体积得出相同的结论。说明柔肝健脾科研方通过抑制新生血管的形成来阻止肿瘤的发生发展。

脱氧核糖核酸（DNA）是细胞遗传的载体，正常细胞中以二倍体形式存在。DNA 倍体检测是检测细胞核中重要的遗传物质 DNA 含量的一个客观指标，肿瘤细胞的分裂增殖与细胞核中 DNA 含量密切相关，DNA 含量越高，提示细胞增殖越快，侵袭力越强，恶性程度越高，由于肿瘤细胞在分裂过程中出现 DNA 合成的丢失和不分离，而产生了 DNA 异常的细胞群，即 DNA 异倍体，肿瘤细胞 DNA 异倍体的测定可以了解肿瘤细胞的生物学特性。文献说明：乳腺癌的平均异倍体率为 50% ~ 90%。本研究中柔肝健脾科研方组异倍体数为 0 只，对照组的异倍体数为 6 只，说明柔肝健脾科研方干预降低了肿瘤细胞 DNA 的倍数。实验证明柔肝健脾科研方通过减少肿瘤细胞 DNA 的倍体数来降低肿瘤细胞的增殖性、侵袭性和恶性程度。这与 CD13 标记率具有一致性。

本研究证明，柔肝健脾科研方法是通过多靶点、多方位、多渠道直接或间接调整宿主与肿瘤之间的相互关系的。一方面柔肝健脾科研方通过调节与肿瘤发生发展密切相关的 T 淋巴细胞亚群 CD4[+]、CD8[+] 的表达来调节机体细胞免疫功能；另一方面柔肝健脾科研方减少肿瘤细胞 DNA 倍体数量直接降低肿瘤细胞的增殖性，同时具有减少肿瘤细胞表面的相关抗原 CD13 的表达，降低其侵袭和转移能力来抑制裸鼠移植瘤的增殖、生长作用，与实体所测得的模型鼠体重、移植瘤体积具有一致性。但临床单纯应用中药作为肿瘤的治疗药物尚需用时间考证。

第十三章　柔肝健脾科研方对乳腺癌患者外周血液中 CD13 的影响

本章引用发表在《河北中医》2010 年 6 月第 32 卷第 6 期第 811—815 页的文章。

乳腺癌是女性常见的恶性肿瘤之一，其发病率在全球逐年上升。近年来随着综合治疗在临床上的广泛应用，乳腺癌患者的生存率和生活质量都有了显著提高。2005 年 6 月至 2008 年 4 月，我们应用柔肝健脾科研方辅助化疗治疗乳腺癌患者 32 例，疗效令人满意，现报告如下。

第一节　材料与方法

一、一般资料

我们观察了在此期间在门诊或住院部接受治疗的乳腺癌患者，在介绍了柔肝健脾科研方对乳腺癌疾病进程、进展有干预作用后，32 例乳腺癌患者愿接受中药实验治疗，并表示愿意配合我们完成各项相关表格。32 例患者发病年龄最小 23 岁，最大 81 岁，平均年龄 56.8 岁；病程 0 ～ 31 年，平均 1.25 年。32 例患者中，Ⅱ b 期接受新辅助治疗同时服用本药物 2 例，Ⅲ 期手术后辅助化疗中或化疗后 17 例，Ⅳ 期手术后辅助化疗中或化疗后 9 例，Ⅳ 期失去手术机会采用放、化疗的 3 例；乳腺浸润性导管癌 19 例（其中两例导管上皮增生伴浸润），单纯乳腺癌 2 例，乳腺浸润性小叶癌 11 例。

二、诊断标准

乳腺癌诊断标准参照中华人民共和国医政司编写的《常见恶性肿瘤诊疗规范》中的乳腺癌的诊断标准，分期标准参照《AJCC 癌症分期手册》乳腺癌 TNM 分期标准。

三、纳入标准

纳入标准符合以下几个方面：①有明确的病理诊断依据；②未曾接受激素治疗或复发患者复发后接受激素治疗的患者；③出现影响生活质量的问题；④治疗期间能按医嘱坚持服药治疗，依从性好的患者。

四、排除标准

不符合以上几个方面中任何一方面的。

第二节　实验方法

一、治疗方法

应用柔肝健脾饮水煎服，每日 1 剂，分两次服或徐徐口服，连续服 15 剂以上，20 天为一观察疗程，用药期间不排除用其他化疗药或化疗辅助类西药及生物制剂，治疗结束后评价疗效。

柔肝健脾饮基本组成：生晒参、茯苓、炒白术、桔梗、白芍、甘草。药物毒副反应：服用后未出现任何药物不良反应，对机体未产生毒副作用。而且在河北医科大学基础部实验中心协助下，应用动物实验的方法对柔肝健脾饮进行了毒理试验，实验数据说明柔肝健脾饮近期对昆明小鼠无急性毒副作用，远期无肝、肾功能损害，具有良好的安全性。

二、标本采集与检测方法

（一）标本采集

选择服用中药的第 1 天或前一天作为第一次采集血液标本和填写乳腺癌生活质量量表中各项指标分值的第 1 时间点，乳腺癌生活质量量表中各项指标分值由患者本人填写。于开始服药的第 1 天算起一直到第 21 天作为第 2 时间点，进行血液标本采集和量表分值的计算。

（二）检测方法

细胞免疫荧光标记：将冷藏备用血液制备成含粒细胞 $1 \times 10^6/mL$ 的单细胞悬液，各取 $1 \times 10^6/mL$ 单细胞悬液 0.1mL 分别放入做好标记的可离心试管中，分别加入鼠抗人单克隆抗体工作液 CD13 0.1mL，室温孵育 30min 加入 PBS 液 10mL 洗涤 1 次，弃上清液，加入羊抗鼠 FITC-IgG 二抗工作液 100mL，避光室温孵育 30min，加入 PBS 液 10mL 洗涤 1 次，去上清液，除去未结合的荧光二抗，上机检测前加入 PBS 液 0.1mL，500 目铜筛过滤，检测 CD13 的阳性表达率。

（三）对生活质量评价

对生活质量的评价参照"卡氏评分标准"。将治疗后卡氏平均分值与治疗前卡氏平均分值做比较。生活质量量表的分值由患者根据自己的感觉评定，将治疗后量表平均分值与治疗前量表平均分值做比较。体重测量均在早晨空腹时进行，前后采用同一台体重计测量。

第三节　统计方法

采用 SPSS13.0 软件，对实验数据进行均数计算、方差齐性分析及 t 或 t' 检验。

一、方差齐性分析

CD13 F=1.73<1.84

卡氏 F=1.29<1.84

体重 F=1.41<1.84

生活质量基础 F=1.48<1.84

生活质量特意性分值 F=1.85>1.84

二、t 或 t' 检验

CD13 t=8.695>1.676

卡氏 t=10.52>1.676

体重 t=0.32<1.676

生活质量基础 t=9.07>1.676

生活质量特意性分值 t'=6.89>1.676

第四节 研究结果

一、柔肝健脾饮对乳腺癌患者 CD13、卡氏评分分值与体重的影响

治疗后 CD13 的阳性标记率明显低于治疗前；治疗后卡氏评分的分值明显高于治疗前；治疗后体重略有升高，但与治疗前比较无明显差异（$P > 0.5$）。柔肝健脾饮对乳腺癌患者 CD13、卡氏评分分值与体重的影响如表 13-1 所示。

表 13-1　柔肝健脾饮对乳腺癌患者 CD13、卡氏评分分值与体重的影响（$\bar{x} \pm s$）

组别	观察指标			
	n	CD13（%）	卡氏评分分值（分）	体重（kg）
治疗前	32	11.23 ± 0.79	78.61 ± 3.60	67.23 ± 5.06
治疗后	32	9.23 ± 1.04 ★	88.71 ± 4.10 ★	67.68 ± 6.10

注：★为服药前后比较 $P<0.05$。

二、对生活质量的影响

通过对生活质量量表的平均分值进行比较，可见治疗后的分值明显低于治疗前平均分值，如表 13-2 所示。

表 13-2　柔肝健脾饮对乳腺癌患者生活质量量表分值的影响（$\bar{x} \pm s$，分）

组别	观察指标		
	n	生活质量基础量表	生活质量特意性量表
治疗前	32	87.56 ± 4.12	79.22 ± 6.02
治疗后	32	67.43 ± 5.02 ★	70.12 ± 4.42 ★

注：★为服药前后比较 $P<0.05$。

第五节　讨　论

CD13 是一系列从蛋白质多肽链氨基端催化降解氨基酸残基的水解蛋白酶。其中的氨基肽酶 N，因其与肿瘤的侵袭、转移、免疫调节和病毒感染等多方面的生理病理过程有关而备受人们的关注。它在肿瘤细胞表面高表达，被称作肿瘤细胞的标记物或相关抗原 CD13，CD13 通过对肿瘤细胞的外基底膜的降解作用，而引起肿瘤的侵袭和转移。同时，它在新生血管的生成过程中也有重要作用。而肿瘤无论是原发病灶的快速增生，还是迁移灶的存活生长，都离不开新生血管的生成。因此，检测肿瘤细胞表面 CD13 的表达对肿瘤的诊断和治疗具有重要意义。本研究在体外细胞株和动物实验基础上应用柔肝健脾饮干预治疗乳腺癌患者，结果与预期具有一致性，发现应用柔肝健脾饮治疗组与对照组相比乳腺癌患者外周血液中 CD13 的表达强度降低，说明中药柔肝健脾饮能通过减少肿瘤细胞表面的相关抗原 CD13 降低肿瘤侵袭和转移能力来抑制肿瘤的增殖，也反映了抗原 CD13 是柔肝健脾饮的靶向基因之一。

卡氏评分的分值是评价全身活动状态的指标，活动状态又充分反映了患者的体力，即通过患者体力的评价了解其一般健康状态和疾病程度。乳腺癌的生活质量量表，除能正确反映患者疾病状态之外，还能反映患者的心理感受及治疗和疾病护理对患者造成的经济压力或影响。实验表明柔肝健脾饮可提高卡氏评分的分值，降低生活质量量表的分值，说明患者身心疾病均得到控制。体重反映生活状况和经济状况及身体的健康状况，体重略有升高，说明疾病程度减轻。综上，实验研究表明柔肝健脾饮可通过减少 CD13 表达达到降低肿瘤细胞的侵袭和转移能力，提高乳腺癌患者生存质量的目的。

第十四章　柔肝健脾科研方的临床研究

本章引用发表在《辽宁中医杂志》2008 年第 35 卷第 3 期第 395—396 页的文章。

第一节　研究目的

通过对比乳腺癌患者结合化疗服用柔肝健脾科研方和单纯化疗不服用柔肝健脾科研方，来观察柔肝健脾科研方结合化疗治疗乳腺癌的近期临床疗效和对肿瘤生长因子的干预作用。联合前期研究从基因水平、细胞水平、实体水平、临床应用和疗效观察相结合的四维空间来研究柔肝健脾科研方的作用机理。

第二节　病例采集

一、临床资料

病例资料显示，自 2000 年 10 月至 2008 年 1 月在门诊或住院接受治疗的乳腺癌患者中，符合纳入标准的 62 例乳腺癌患者均为女性。发病年龄 23 ～ 81 岁，平均年龄 46.8 岁，病程为 0 ～ 34 年，平均 1.25 年，将她们采用半随机、平衡对照设计方法分成两组。其中有 30 例乳腺癌患者接受化疗的同时以柔肝健脾科研方水煎温服，每日 1 剂（简称治疗组），年龄 30 ～ 81 岁，平均年龄 47.2 岁，病程为 0 ～ 12.4 年，平均 1.31 年，其中Ⅱ期 2 例、Ⅲ期 19 例、Ⅳ期 9 例，手术后 27 例。其他 32 例单纯接受化疗的患者作为阳性对照（简称对照组），年龄 29 ～ 79 岁，平均年龄 46.5 岁，病程为 0 ～ 12 年，平均 1.23 年，其中Ⅱ期 3 例、Ⅲ期 19 例、Ⅳ期 10 例，手术后 29 例。对以上资料进行统计学处理，两组间比较，年龄、性别、临床分期、生活能力、是否手术均无显著性差异（$P>0.05$），具有可比性。

二、诊断标准

乳腺癌诊断标准参照中华人民共和国医政司编写的《常见恶性肿瘤诊疗规范》中的乳腺癌的诊断标准；分期标准参照《AJCC 癌症分期手册》乳腺癌 TNM 分期系统。

三、纳入标准

纳入标准符合以下几个方面：①有明确的病理诊断依据；②术后需要接受化疗或失去手术机会只能采用化疗或不愿接受手术采用化疗方法治疗的患者；③未曾接受激素治疗或复发患者复发后接受激素治疗的患者；④血常规、心电图、肾功能等指标正常或轻度异常，不影响采用正常化疗标准进行化疗的；⑤患者卡氏评分分值大于 40 分，无化疗禁忌，预计存活期超过 12 周；⑥治疗期间能按医嘱坚持服药治疗，依从性好的患者。

四、排除标准

不符合以上几个方面中任何一方面的，不纳入研究范围。

第三节　研究方法

一、治疗方法

阳性对照组单用经典化疗方案 CMF（4 周）方案：环磷酰胺 400mg/m² 第 1～8 天静脉注射，甲氨蝶呤 20mg/m² 第 1～8 天静脉注射，氟尿嘧啶 500mg/m² 第 1～8 天静脉注射，用药期间不排除用其他化疗辅助类西药如欧贝。治疗组在采用上述经典化疗方案 CMF（4 周）治疗的基础上，每次从化疗第一天起应用柔肝健脾科研方，水煎服，每日 1 剂，取汁约 400mL 分两次服用，共 10 剂。两组均以两个化疗周期为 1 个观察疗程，治疗结束后评价疗效。

药物毒副反应：服用后未出现任何药物不良反应，对机体未产生毒副作用。而且在河北医科大学基础部实验中心协助下，应用动物实验的方法对柔肝健脾科研方进行了毒理实验，实验数据说明柔肝健脾科研方近期对昆明小鼠无急性毒副作用，远期无肝、肾功能损害，具有良好的安全性。

二、疗效评定标准与检测方法

（一）化疗药物对胃肠道的毒性观测

以腹泻、恶心、呕吐、食欲不振作参照指标，评价标准参照抗癌药物毒副作用的分级标准（世界卫生组织标准），0 度为正常，超过 1 度作为异常进行统计。

（二）化疗药物对肝功能的损害

对肝功能的损害程度做了进一步的分级，评价标准参照抗癌药物毒副作用的分级标准（世界卫生组织标准），按此标准评价只要 ALT/AST、胆红素任何一项值的变化符合Ⅰ度作为轻度肝功能损害，符合Ⅱ、Ⅲ度作为中度肝功能损害，Ⅳ度作为重度肝功能损害进行分析。

（三）对生活质量进行评价

采用卡氏评分的分值作标准比治疗前提高 5 分或以上称为上升，与治疗前相比上下浮动不超过 5 分称为稳定，比治疗前减少 5 分或以上称为下降。卡氏评分的分值计算参照"卡氏评分标准"。

（四）卡氏评分标准（KPS 评分）

卡氏评分标准比较实际，以人的生活质量所表现的能力为依据，基本说明人体的体质状况。

100 分：健康状况正常，无主诉或明显客观症状。

90 分：带病能维持正常活动，有轻微证候或客观症状。

80 分：经努力虽能自理，但不能正常活动或一般工作。

60 分：生活能自理，但需他人帮助。

50 分：生活大部分不能自理，经常治疗及需他人护理。

40 分：生活不能自理，需专科治疗及需他人护理。

30 分：生活完全不能自理，虽非危重，但需住院治疗。

20 分：病情严重，必须接受支持治疗。

10 分：垂危，病情急剧恶化。

（五）疗效评定

近期内疗效评价标准：按世界卫生组织的化疗疗效评价标准分为：①可测量的病变：可见病变完全消失，超过 1 个月为完全缓解（CR）；可测量肿块缩小 50% 时间不少于 4 周为部分缓解（PR）；可测量肿块缩小不足 50%、增加未超过 25% 为稳定（SD）；一个或多个病变增大 25% 以上或出现新病灶为进展（PD）。②不可测量的病变：所有症状体征完全消失超过 4 周为完全缓解（CR）；所有症状、体征部分缓解或某一项完全缓解至少 4 周为部分缓解（PR）；病情无明显变化至少 4 周为稳定（SD）；新病灶或病症出现为病情进展（PD）。

第四节　统计方法

采用 SPSS13.0 软件，对实验数据进行 χ^2 检验、方差分析及四格表统计。

第五节　结　果

一、柔肝健脾科研方对胃肠道的影响

柔肝健脾科研方干预后治疗组腹泻、恶心、呕吐、食欲不振的发生例数与对照组相比，差异具有显著性（$P < 0.01$），结果如表 14-1 所示。

表 14-1　柔肝健脾科研方对乳腺癌化疗患者胃肠道反应的干预结果

组别	n	腹泻发生例数	恶心、呕吐发生例数	食欲不振发生例数
治疗组	30	0**	4**	5**
对照组	32	4	13	15

注：与对照组比较，**$P<0.01$。

二、柔肝健脾科研方对骨髓造血机能、肝功能的影响

柔肝健脾科研方治疗后的乳腺癌患者白细胞异常的发生例数明显少于对照组，具有可比性（$P < 0.05$），而对两组患者血红蛋白含量异常发生例数进行统计，差异无显著性（$P > 0.05$），观察肝功能异常情况发生例数，治疗组少于对照组，差异显著（$P < 0.05$），结果如表 14-2 所示；对肝功能异常者又对损害程度进一步做了分级分析，结果如图 14-1 所示。

表 14-2　柔肝健脾科研方对乳腺癌化疗患者肝功能和造血功能的影响结果

组别	肝功能异常例数	血象异常例数	白细胞异常例数	血红蛋白异常例数
治疗组	30	2*	2*	2
对照组	32	9	16	5

注：与对照组比较，*$P<0.05$。

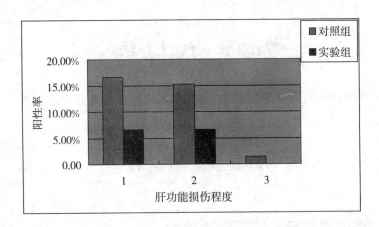

图 14-1　柔肝健脾科研方对乳腺癌化疗患者肝功能损伤程度的影响结果

三、柔肝健脾科研方对生活质量的影响

治疗组卡氏评分上升例数和下降例数与对照组相比较有显著差异（$P <$ 0.01），治疗组卡氏评分平均值与对照组比较，分值明显升高（$P < 0.05$），数据如表 14-3 所示。

表 14-3　柔肝健脾科研方对乳腺癌患者化疗后生活质量的影响结果

组别	n	上升例数	稳定例数	下降例数	卡氏评分平均值（$\bar{x} \pm s$）
治疗组	30	10**	18	2**	73.71 ± 4.10*
对照组	32	4	10	18	62.43 ± 3.27

注：与对照组比较，*$P<0.05$，**$P<0.01$。

四、柔肝健脾科研方对临床疗效的影响

两组间近期疗效对比，可见治疗组与对照组比较总有效率明显提高（$P < 0.05$），如表 14-4 所示。

表 14-4　柔肝健脾科研方对乳腺癌患者化疗后近期疗效的影响结果 [n（%）]

组别	n	完全缓解	部分缓解	稳定	进展	总有效率
治疗组	30	12（40）	14（46.6）	6（20）	0（0）	26（86.7）*
对照组	32	9（28.1）	11（34.4）	10（31.2）	2（0.9）	20（62.5）

注：两组总有效率比较，*$P<0.05$。

第六节　讨　论

肿瘤的化学治疗，简称化疗，主要是应用抗肿瘤药物治疗恶性肿瘤，是目前恶性肿瘤全身治疗的主要手段之一。但是化疗有很大的缺点，它对肿瘤细胞的选择性抑制作用不强，全身用药毒性较大，常伴有胃肠道刺激、骨髓抑制、肝功能损害等副作用，患者常常因此中断化疗，影响化疗计划的完成，降低治疗效果。从上述实验可以看出，柔肝健脾科研方可以有效改善乳腺癌患者因化疗副作用引起的不适症状，这与柔肝健脾科研方在动物和细胞水平的实验结果呈现相同的情况。

CMF 方案是一种治疗乳腺癌的主要化疗方案，针对此方案意大利米兰肿瘤研究所对乳腺癌的治疗进行了系列研究，结果首次发表在 1976 年，20 年随访发表在 1995 年，总生存率在 33.8%，与对照组相比提高 8.9%，统计值 $P<0.03$，具有明显的统计学意义，最大受益群体是绝经前 1 ~ 3 个淋巴结阳性者。自 1976 年后开始广泛使用，沿用至今。在使用过程中人们也逐渐发现它的副作用严重影响着患者的生存质量。

Morikawa 等认为肿瘤的治疗过程中杀伤肿瘤细胞与保护机体的免疫功能具有同等重要的作用，寻找一种增强化疗效果同时又能提高患者生活质量并减少化疗毒副作用的药物是目前肿瘤治疗的研究方向。柔肝健脾科研方以柔肝健脾法为组方原则，从中医整体理论出发，柔肝健脾、益气扶正，能够降低化疗药物毒副作用，改善机体免疫功能，消除免疫障碍，保护机体免受损伤。

该方以四君子汤为基础方，现代药理研究证明四君子汤可增强 T 淋巴细胞及 B 淋巴细胞功能，诱导产生干扰素白细胞介素、增强淋巴因子、激活杀伤 LAK 细胞及增强自然杀伤细胞 NK 细胞活性，具有抗癌且不产生骨髓抑制的功能。方中桔梗含有大量三萜皂苷成分和其他共 39 种皂苷和苷元，具有镇咳、抗肿瘤、抗氧化、增强免疫作用，同时桔梗中多糖经 TLR4 可以活化巨噬细胞。研究发现白芍有效成分白芍总苷能诱导 SMMC-7721 细胞凋亡，抑制其增殖。徐晓玉等的研究表明白芍总苷能够逆转雷公藤多苷片所致的小鼠急性的肝功能损害。

四君子汤出自《太平惠民和剂局方》，功用为益气健脾。方中人参大补元气，健脾养胃，为君药；白术健脾燥湿，为臣药；茯苓渗湿健脾，茯苓、白术合用，健脾燥湿之功更强；炙甘草，甘温调中，为方中使药。《内经》云："脾欲缓，急食甘以缓之，缓中益脾，必以甘为主。"桔梗苦甘入肝，能载药上浮达病所，又能通天气于地道，使气得升降而益和。又桔梗能治胸胁痛，利五脏肠胃，温中消谷，并能破滞气，消积聚。白芍酸甘质柔，敛阴益血以柔肝，又能疏肝扶脾，使气舒而不散，共奏柔肝健脾之效。《金匮要略》中甘草配白芍酸甘化阴，柔肝益脾和营。甘草味甘能缓急，善于缓急止痛；白芍滋阴养血，善于柔肝止痛，二者合用能缓解癌症疼痛。《景岳全书》中白芍配白术，白术燥湿健脾，白芍养血助肝，补脾泻止，补肝痛止，寓土中泻木。乳房为阳明胃经所司，乳头为厥阴肝经所属，情志不舒，肝失条达，郁久伤脾，肝脾两伤，痰瘀互结则生岩。柔肝健脾科研方中各药协同作用不但能改善机体物质代谢，恢复体内阴阳平衡，而且能整体提高机体各脏腑的功能，使化疗相对顺利进行，提高患者的生存质量，延长其生存时间。本课题对柔肝健脾科研方的研究为中医基础研究提供了有力证据。

本研究结果显示：治疗组化疗药物毒副作用引起的胃肠道刺激症状发生例数明显减少。说明柔肝健脾科研方可降低化疗药物的毒副作用；对患者生活质量采用卡氏评分分值比较，治疗组分值明显高于对照组，说明柔肝健脾科研方能提高乳腺癌患者的生活质量；通过对骨髓抑制情况的统计，发现治疗组的患者白细胞异常、肝功能异常情况发生例数比对照组明显减少，而血红蛋白含量异常发生例数无明显差异，说明柔肝健脾科研方能通过减小化疗药物对白细胞的杀伤作用，保护肝脏免受损害。由两组间近期疗效对比情况，可见治疗组与对照组比较总有效率大幅度提高，说明柔肝健脾科研方能提高乳腺癌患者近期临床的有效率，这些与柔肝健脾科研方减轻化疗药物引起的胃肠道刺激副作用，提高生活质量，促进血液白细胞增殖对化疗起减毒增效作用具有相关性。

第十五章 应用柔肝健脾科研方的国内外典型病例

一、乳腺癌术后、化疗后患侧上肢肿胀疼痛伴发热（淋巴回流障碍）

患者：女性，60 岁，助理中药师。

初诊：2000 年初。

主诉：右上肢肿胀疼痛 1 天，伴发热。

现病史：患者 1968 年患右侧乳腺癌，根治术后、CMF 方案化疗后，31 年来无复发和转移，但间断出现患侧上肢肿胀疼痛，有时伴发热。经消炎药和中药治愈，劳累或情绪波动时会复发。本次因年底劳累复发，伴发热，头痛，嗜睡，大便干结，3～4 日未行，小便少，舌质红、边有齿痕、苔白腻，语声低微，脉细数。

体温 39.3℃，呼吸 24 次 / 分，脉搏 104 次 / 分，血压 140/70mmHg。

患者形体适中，面红耳赤，神志模糊，呼之能应。双肺呼吸音尚清晰，未闻及干湿啰音；心律齐，心率 104 次 /min，未闻及杂音；腹软、无抵触。右侧腋窝、上肢自肩关节至指端水胀，局部可见渗出的细小水珠，犹如出汗状。肤色红，皮温高，压之疼痛。

中医诊断：右乳岩术后，右上肢水肿，发热。

西医诊断：右乳腺癌术后、化疗后，右上肢淋巴回流障碍，发热。

辨证：气虚血瘀、水液停滞。

治则：健脾益气、解毒活血止痛、化瘀利水。

治法：柔肝健脾科研方加四妙永安汤口服。

每日 1 剂。组成：人参 10g（先煎）、茯苓 9g、白术 9g、桔梗 9g、白芍 15g、甘草 30g、金银花 60g、玄参 60g、当归尾 45g、鸡血藤 30g 煎汤频服。湿毛巾冷敷患肢。服用 1 剂药后疼痛锐减，体温也降至 38.7℃，当日追加半剂量频服，夜间患肢肿胀度减轻，疼痛进一步减轻。共服 10 剂症状消失。

在随后的生活里患者每遇劳累，或心情不适就会服柔肝健脾科研方的粉剂。患侧上肢水肿发作频率降低且症状较轻。

按：患者乳腺癌手术时淋巴清扫使局部血管和淋巴管均受到破坏，导致血液和淋巴流动均受阻，素体脾胃虚弱、便秘，浊毒之气蓄积体内，日久瘀阻导致患侧上肢血液和淋巴回流异常而肿胀。"不荣则痛，不通则痛。"本案既有邪实瘀阻，又有经脉内气血精气的不充实，故患者疼痛难忍。应用四君子人参、白术、茯苓、甘草健脾、斡旋中气，使气血得复，水谷精微和水湿之气得以运化。患者病久情绪多波动，应用白芍养肝柔肝以达疏肝，疏肝理气使木不克土。保障气血生化之源，养正以祛邪。邪气瘀久化热，热邪又耗伤气阴，故用金银花清热解毒；玄参养护气阴，泻火解毒；当归活血养血；鸡血藤色赤入血，质润行散，活血舒筋，通络以化瘀滞，并有抗癌作用；桔梗排脓解毒。诸药合用，共同起健脾益气、解毒活血止痛、化瘀利水抗癌之效。

二、乳腺癌化疗后白细胞减少、感染性肺炎

患者：女性，67岁，德籍退休工人。

初诊：2004年1月。

主诉：化疗因白细胞低而中断，现咳嗽、咳痰半个月。

现病史：素体虚弱、食少便溏3年，患者4个月前体检发现左乳腺癌，行左乳腺癌根治术，术后发现同侧腋窝淋巴结有2个转移，术后拟行化疗方案为AC×4-T×4，但行2个AC方案时就出现白细胞减少至2 800/μL，且咳嗽症状随第二次化疗的结束而进行性加重。入呼吸科消炎治疗。患者咳嗽、乏力，大便日一或两次，失眠多梦，舌质淡、苔白腻，舌边有齿痕、苔白，语声低微，脉沉细滑。患者形体消瘦，左乳腺处切口愈合良好、无渗液和红肿；呼吸音粗糙，可闻及痰鸣和湿啰音。血压130/70mmHg。

中医诊断：乳岩术后，咳嗽。

西医诊断：乳腺癌术后化疗中，药物性白细胞减少症，肺炎。

辨证：邪毒内蕴，正气虚损。

治则：益气养血，扶正解毒，化痰止咳。

治法：柔肝健脾科研方口服、针灸。

（一）柔肝健脾科研方口服

柔肝健脾科研方粉剂，每日早、晚饭前各取5g，以200mL饮用水煮沸后，冷却至室温后服用。

（二）针灸

针灸频率：每周2次。

针灸选穴：中脘、关元、章门、京门、三阴交、足三里，加刺两丰隆穴、太渊穴。

针刺手法：针刺按每个穴位的所在部位选择进针深度，按照针刺的要求进针，手法采用补泻兼施的方法。中脘、丰隆选泻法；足三里补泻兼施；其他采用补法。

针灸当晚患者咳嗽明显减轻，痰量减少。

二诊按原治疗方案，每天加服两枚枇杷果。

三诊时症状基本消失，白细胞升至4 500/mL，嘱其继续服用柔肝健脾科研方。针刺手法中脘改为平补平泻。

按：患者素体虚弱，正气亏虚。《黄帝内经·素问》曰："正气存内，邪不可干。""邪之所凑，其气必虚。"所以虚邪贼风乘虚而入，瘀毒积聚而生乳岩，癌既是病理产物，又是致病因素，手术耗伤气血和津液，化疗药物既能杀死癌细胞又有细胞毒及骨髓抑制作用，故出现白细胞减少、素体虚弱、脾失健运、生痰生湿，筋脉失精微之养护则乏力，脑髓失养则失眠多梦。"脾为生痰之源，肺为贮痰之器。"则咳嗽成已。治病求因，故以益气养血，扶正解毒，化痰止咳为治疗之法则。因中药当时在德国比较难寻，故在采用柔肝健脾科研方基础上，灵活运用针刺技术达到治疗目的。

应用柔肝健脾科研方健脾充气血生化之源，柔肝以疏肝调气机，肝肾同源，肾主骨生髓，故可改善造血功能。中脘为胃之募穴，八会穴之腑会；任脉的地部经水由此向下行。足三里为胃之合穴，丰隆为胃之络穴，亦为祛痰要穴。上下互动，激发经气，增进食欲，消除痰饮。章门为脾之募穴，八会穴之脏会，也是少阳与厥阴的交会处。脾胃互为表里，合刺达健脾和胃、消谷益气养血之力。关元是足三阴经与任脉交会之所，为小肠的募穴，八会穴之气会，小肠之气结聚于此穴，配合脾胃调养气血。三阴交在足太阴脾经，是足厥阴、少阴和太阴经交会之所，有滋阴益气、理气止痛、消水祛痰之效。京门为肾之募穴，天之下部寒冷水气在此聚集，即地之上部水湿云气的汇聚之所。"肾为先天之本，脾为后天之本"，肾主骨生髓，在脾胃生化之源充足的基础上，增强免疫力和血液中有形细胞的数量。

三、乳腺癌术后切口不愈合、溃烂伴胃脘痞满

患者：女性，52 岁，农民。

初诊：2007 年 5 月。

主诉：患者乳腺癌术后两个月切口不愈合，伴胃脘痞满。

现病史：患者于两个月前发现乳腺肿物，诊断为乳腺癌（导管浸润性癌，切缘没见到癌细胞，中分化），遂行同侧乳腺切除术，即乳腺癌根治术。术后半个月缝线切除回家疗养，第一次化疗过程中切口奇痒难忍，抓挠时切口不慎裂开，有少量脓血流出，只用生理盐水做了清创和敷料包扎，未做其他处理。第二天又有脓血渗出，将敷料污染，裂口增长到 2cm 多。乳腺癌术后两个月切口不愈合，伴胃脘痞满，大便干结，3～4 日一行，乏力，失眠多梦，小便少，舌质淡、边有齿痕、苔白，语声低微，脉沉细涩。

患者形体消瘦、面色萎黄，右侧胸部可见右乳房乳腺癌根治术后瘢痕，瘢痕中段约 2cm 裂口，裂口处有脓液流出，探针探及深度约 1.5cm。中腹压痛，无反跳痛。其他未见异常。血压 140/78mmHg。

中医诊断：乳岩，毒物切除后。

西医诊断：乳腺癌术后化疗中。

辨证：气阴两虚，邪毒壅盛。

治则：柔肝健脾、益气养血、敛疮生肌。

治法：柔肝健脾科研方加味口服，针灸，特定电磁波治疗仪治疗，紫归膏和三黄膏交替外敷。

（一）柔肝健脾科研方加味口服

人参 10g、茯苓 9g、白术 9g、甘草 6g、白芍 10g、桔梗 10g、砂仁 10g、木香 6g、当归 12g、白及 10g，药房代煎，每日早、晚饭前 0.5h 各服 200mL。

（二）针灸

针灸频率：每周 2 次。

针灸选穴：中脘、关元、章门、京门、三阴交、足三里，加刺两丰隆穴、膻中穴。

针刺手法：针刺按每个穴位的所在部位选择进针深度，按照针刺的要求进针。中脘、关元、章门、京门、三阴交采用补法；膻中、足三里补泻兼施；丰隆选泻法。丰隆为胃经的络穴、为治痰要穴，既可以治有形之痰，又可以治无形之痰，还可以切断生痰之源。脾为生痰之源，脾胃相表里，强刺激丰隆，可

增强胃纳和脾的运化，使水液精华各得其所。有碍机体健康的水液快速排出体外，使精华生发为气血营养机体、脏腑，使机体发挥其正常的生理功能。

（三）特定电磁波治疗仪治疗

治疗频率：每周 2 次；治疗时长：每次预热后治疗 20min；方法：预热，将需要治疗的部位暴露，将治疗仪移至床旁，将治疗微波探头放置在离治疗部位 20cm 的位置进行治疗。

本治疗选右胸部瘢痕裂口处，照射前用生理盐水棉球清理裂口处的脓液，照射时借其穿透力作用可达裂口的底部，起到消炎、促进局部血液循环的作用。照射完毕用三黄膏外敷，注意涂药和清理裂口时要螺旋状涂抹，自裂口外侧由大到小画圈。嘱托患者视脓液多少，及时清理，清理后涂药，紫归膏和三黄膏交替使用。

治疗 1 周后症状缓解明显，胃脘痞满消失，自觉乏力、失眠症状好转。继续服药，第二个化疗周期化疗时，上述不适症状未出现，裂口于 2 周后愈合。因经济和其他原因未继续服中药汤剂和针灸，拿单纯的柔肝健脾科研方粉剂回家服用 2 周，电话回访伤口愈合良好，不适症状不明显。

四、因偏头痛、精神紧张发现乳腺癌

患者：女性，37 岁，已婚，未孕。

初诊：2007 年 4 月。

主诉：偏头痛 1 年余，经抗抑郁和镇痛治疗不效。

现病史：偏头痛 1 年余伴精神紧张，在基层间断服用止痛片，吲哚美辛膏剂外用疗效不佳。之后止痛片联合抗抑郁药物帕罗西汀也无效，遂来就诊。因其疼痛部位正处耳前上方、太阳穴偏后；同时问诊发现其疼痛与月经周期有关，也有痛经，初期伴乳房胀痛。就诊检查时为围月经期。

查体：发现右乳腺外上象限有直径约 3cm 肿物，质地坚硬、活动度差，无压痛；同侧腋窝淋巴结群未触及肿大淋巴结。在省四院做钼靶发现右乳房外上象限有 33mm × 37mm 肿物，血流信号丰富，边界不清晰；血常规基本正常，血液红细胞沉降率 26cm/h；癌胚抗原 133ng/mL；雌激素、孕激素受体阴性。

中医诊断：头痛，乳核。

西医诊断：头痛（原因待查），乳腺瘤，乳腺癌待排除。

辨证：气虚血瘀，肝气郁滞。

治则：健脾益气，疏肝理气，散结止痛。

治法：柔肝健脾科研方加味口服。

柔肝健脾科研方加味组成：人参 10g（先煎）、茯苓 9g、白术 9g、甘草 6g、白芍 10g、桔梗 10g、川芎 10g、当归 10g、白芷 6g 用饮用水浸泡，先泡人参，然后各药用饮用水浸泡 0.5～1h，人参上火煎至沸腾，改文火再煎 0.5h 加入各药，沸腾后文火煎 5～10min，滤出药汁，再加水煎开后煎 5～10min 滤出药汁，两煎混合，每日早、晚饭前各温服一半。

服用半个月，头痛明显好转，且本次月经没有出现痛经症状，情绪稳定。到省四院行乳腺肿物切除术，手术顺利，手术时发现肿物在半个月的时间内无增大，边界已没有做钼靶时的不规则。行保乳肿物切除术。术后 CMF 化疗方案一个完整疗程 4 次，化疗期间继续服用柔肝健脾科研方。未出现化疗副作用，未出现头痛，其外周血液中 CD13 表达率术后与术前比较明显降低，术后化疗期服用中药后又比术后值有所下降。随访两年乳腺癌无复发，头痛也没有复发。

按：西医头痛和乳腺肿物同时出现体现了垂体与靶向器官的相关性及发病的相关性——体液神经学说，即中医的整体观。

患者早期有与月经相关的头痛、乳房胀痛及情绪抑郁，与患者血虚和血瘀有关，是因虚致瘀还是因瘀致虚已无法考证，但两者互为因果，相济而行，使病情逐渐加重，影响到患者情绪的稳定，产生抑郁。木郁抑土，思虑伤脾，脾主运化水谷精微和水湿。脾脏虚弱，水谷精微无以运化、气血无生化之源，气血亏虚，经血减少，头目诸窍失养而疼痛，脾不运化水湿，痰湿积聚而生包块。肝体阴用阳，阴血不足则肝抒发之性受抑制，出现情志不舒。故治疗采用健脾益气、疏肝理气、散结止痛之法。方中四君子健运脾气，理中焦、温化水湿；桔梗排脓化痰，宣发气机，散结；白芍柔肝、养血补肝，与甘草合用酸甘化阴、养阴止痛，其活血之功还可助桔梗散结；加川芎和白芷合用，一是阳明经药合用，一是肝、胆经药合用，都是治头痛的要药，川芎还有血中气药之称，故效果明显。其药力足以控制疾病的发展，故没有配合针灸和其他治法。

五、黑色素瘤淋巴转移淋巴结清扫术后——上肢功能受限、黑色素瘤复发

患者：女性，40 岁，瑞士本土，家庭妇女，全职二孩妈妈。
初诊：2012 年 7 月。

主诉：黑色素瘤淋巴转移淋巴结清扫术后，切除区域呈持续性牵拉样疼痛1年余。

现病史：患者1年前因胸部出现黑痣就诊，诊断发现黑色素瘤淋巴转移，行化疗及右侧腋窝淋巴结清扫术，术后切口区域疼痛，伴右上肢活动困难。黑痣数目有增多趋势，体虚乏力，心慌气短，自汗失眠。不能胜任家务，伴焦虑，二便尚可。舌质淡、苔白，脉弦细。

形体消瘦，面色暗沉，围绕胸背部、上腹部布满黑色痣，稀疏不均、大小不一、高出皮肤、边缘整齐、无溃烂及渗液。压之不褪色，无触压痛。右侧腋窝可见手术后瘢痕，右侧上肢外展、伸直、向外旋受限困难。无外伤史和颈椎相关疾病。

中医诊断：痣，虚劳。

西医诊断：黑色素瘤淋巴转移化疗及局部淋巴结清扫术后。

辨证：气阴两虚、脏腑失养、余邪未尽。

治则：柔肝健脾、益气养血、扶正祛邪。

治法：柔肝健脾科研方口服，针灸，特定电磁波治疗仪治疗。

（一）柔肝健脾科研方口服

柔肝健脾科研方粉剂，每日早、晚饭前各取5g，以200mL饮用水煮沸后，待冷却至室温服用。

（二）针灸

针灸频率：每周1次。

针灸选穴：肝俞、脾俞、光明、太白、百会、委中。

针刺手法：每个穴位按照针刺的要求进针，手法采用补泻兼施的方法。

（三）特定电磁波治疗仪治疗

治疗频率：每周1次；治疗时长：每次预热后45min；方法：预热，将需要治疗的部位暴露，将治疗仪移至床旁，将治疗微波探头放置在离治疗部位20cm的位置进行治疗。

本治疗选右肩部，借其穿透力作用可达腋窝瘢痕处。

1周后再诊时，其腋窝部的疼痛明显减轻，疲劳感、自汗好转。药后大便秘结，干成球状难解。有轻度口干症状。舌质淡、苔白，脉弦细。

治疗时针灸点刺八髎穴，配合饮食调理，嘱其晨起吃盐焗橄榄，每日10粒。

第 3 次就诊：右上肢已经能够外展，疲劳感、自汗症状进一步好转，大便秘结症状、口干症状也好转，舌质淡、苔白，脉细。

治疗：考虑患者体瘦，手术及化疗后，气血津液俱虚，柔肝健脾科研方加麦冬 15g 制成粉口服，每日 2 次，早晚饭前每次服 6g。

特定电磁波治疗仪治疗选右腋窝部位，作用可直达腋窝瘢痕处，照射时间预热后改为 30min。

针灸选中脘、关元、章门、京门、三阴交、足三里，加刺两百虫窝。中脘、百虫窝选泻法；足三里补泻兼施；其他采用补法。

第 4 次就诊：患者自觉各症状不同程度地减轻，3 周内黑痣数目没有增多（患者画线拍照对比），得以控制。舌脉同前，治疗方法同三诊。

第 5 次就诊：右上肢活动基本自如，体虚乏力，心慌气短，自汗失眠症状消失。能胜任家务，焦虑感消失，小便尚可，大便偶有溏泄。舌质淡、苔白，脉略细。

治疗：考虑麦冬性寒、滋腻，气血津液之虚得以补偿，口干、便秘症状消失，继续用柔肝健脾科研方制成粉口服，每日 2 次，早晚饭前每次服 5g。

特定电磁波治疗仪治疗选右腋窝部位，作用可直达腋窝瘢痕处，照射时间预热后改为 30min。

针灸选中脘、关元、章门、京门、三阴交、足三里，加刺两百虫窝。百虫窝选泻法；中脘、足三里平补平泻；其他采用补法。

第 6 次就诊：右上肢活动基本自如，体虚乏力，心慌气短，自汗失眠症状消失。能胜任家务，焦虑感消失，二便正常。舌质淡、苔白，脉略细。

治疗方法同五诊。并取 1 个月量的柔肝健脾科研方粉剂口服，每日 2 次，早晚饭前每次服 5g。针刺和特定电磁波治疗仪治疗 6 次后停止。

半年后随访患者无不适症状，可料理家务，并能在家人照顾下爬山做户外运动。

按：人体疾病与身体正气息息相关，《黄帝内经》有"正气存内，邪不可干"的警示，治疗时要扶正与祛邪并重，一些慢性病应以扶正为主，恢复机体抗病能力比单纯祛邪见效快捷。

六、艾滋病患者的恶病质状态

患者：男性，72 岁，意大利籍瑞士人，建筑设计工程师。

初诊：2012 年年底。

主诉（由其妻子陪伴代诉）：间断性心慌气短、疲乏无力多年，近 2 周加重。

现病史：发现艾滋病 5 年，间断性出现心慌气短、疲乏无力多年，伴有盗汗、自汗、厌食、食后腹胀，时有吞酸、抑郁、厌世，活动后四肢痉挛样疼痛，近两周加重，无发热；便秘，大便干结，3～4 日一行，失眠多梦，小便少，舌质淡、边有齿痕、苔白，语声低微，脉沉细涩。患者形体消瘦，面色萎黄，胸背部多发大小不一、色泽呈褐色的类病毒性软疣。血压 140/78mmHg。

中医诊断：虚劳，脏躁。

西医诊断：艾滋病，抑郁。

辨证：气阴两虚，脏腑失养。

治则：柔肝健脾、益气养血。

治法：柔肝健脾科研方口服，针灸，特定电磁波治疗仪治疗。

（一）柔肝健脾科研方口服

柔肝健脾科研方粉剂，每日早、晚饭前各取 5g，以 200mL 饮用水煮沸后，待冷却至室温服用。

（二）针灸

针灸频率：每周 2 次。

针灸选穴：中脘、关元、章门、京门、三阴交、足三里。

针刺手法：每个穴位按照针刺的要求进针，手法采用补泻兼施的方法。

（三）特定电磁波治疗仪治疗

治疗频率：每周 2 次；治疗时长：每次 30min；方法：预热，将需要治疗的部位暴露，将治疗仪移至床旁，将治疗微波探头放置在离治疗部位 20cm 的位置进行治疗。

本治疗选择关元穴作为治疗部位。

按：患者年过七旬，脏腑已亏虚。厌食、胃纳不佳，导致气血精微化生无源，使本已亏虚的脏腑气血日益俱损，加上体内毒邪阻滞，进一步影响机体功能，导致出现上述诸症。治疗当选人参、白术、茯苓、甘草四君子，意在健脾益气，脾胃互为表里，脾脏主运化水湿，传导水谷精微，健脾之法使脾胃恢复其受纳运化之功，气血化生之源充足，脾有所统，肝有所藏，诸窍百骸方能为体所用。桔梗宣发气机，避免人参壅滞气机。白术茯苓健脾、燥湿、理气，腹胀、吞酸症状得减；肝体阴用阳，白芍补养肝血，肝得血之养而柔和，肝主疏泄之功助患者抑郁、厌世情绪得以改善，白芍与甘草酸甘化阴、益养阴液，自汗盗汗得以缓解。特定电磁波治疗仪治疗通过温热助气血运行，阳气鼓荡。针灸借助针刺激使经络运行有秩，帮助药物更好发挥作用。

二诊：患者自觉治疗后机体舒适，睡眠好转，3天未出现肢体抽搐；心慌气短症状减轻、食欲好转，仍有吞酸。针灸时配四关穴，即双侧合谷与太冲，采用强刺激的针法，以增强肝气的疏导和脾胃升清降浊的功能。

三诊、四诊治疗同二诊，共针灸加特定电磁波治疗仪治疗4次、口服柔肝健脾科研方粉剂2周，患者所有症状均得到控制，且生活信心加强，能主动帮其妻做饭。患者要求停针刺和特定电磁波治疗仪治疗，只口服柔肝健脾科研方粉剂又2周。

时隔4个月再次复诊，上次治疗后症状基本缓解，体力逐渐恢复，未做其他治疗。这次因与其子发生争执，导致发生严重失眠，再次丧失生活信心，在其妻子的鼓励下前来就诊，主诉失眠，因失眠导致情绪焦虑，有轻生的欲望，食欲差，二便尚可。舌质淡、苔薄白，脉细弦。

治疗柔肝健脾科研方加味；针灸协定第一组穴位（中脘、关元、草门、京门、三阴交、足三里）加太冲、神门；特定电磁波治疗仪治疗选关元。柔肝健脾科研方加柴胡9g、合欢花10g、温郁金12g、莲子心3g制成粉剂服2周。并建议其做心理治疗。结果治疗两次后患者仍不能解除心理压力在家中持枪自尽。

按：医学不是单纯的生理模式，而是社会—心理—生理模式。生命的延续受各种社会环境、生活环境、心理因素和物质基础的影响和制约。正如《黄帝内经·素问·宝命全形论篇》曰："人以天地之气生，四时之法成。"所以要想生存必须自律，在奋进、自强中求发展，避免不良行为和习惯。

七、强直性脊柱炎关节病型30年

患者：女性，64岁，瑞士苏黎世温特图尔人，幼儿园领班老师。

初诊：2011年10月。

主诉：渐进性周身关节僵硬，伴肢体活动受限30年，受凉出现疼痛1周。

现病史：30年前无明显诱因出现腰部疼痛，因年轻未引起注意，随即发展为腰部伴下肢疼痛，疼痛时服用非甾体类镇痛药，未系统治疗，近来疾病进展，不但出现跛足还牵扯到上肢关节疼痛，双手无力。伴疲乏感，活动后心慌、气短。大便干结，3～4日一行，失眠多梦，舌质淡、边有齿痕、苔白、语声低微，脉沉、细涩无力。患者形体消瘦，面色萎黄，神清语利，伸舌居中，呼吸音稍弱，心音弱，二尖瓣区可闻杂音。双手第一骨间肌萎缩、大鱼际部位欠饱满。左上肢肌力3级，右侧上肢肌力4级。握力左侧3级、右侧5级，但持续时间较短，超过1min时会出现肌力不足。双侧股四头肌和腓肠肌萎缩，左侧较重，肌力3级。肌腱反射无异常，上下肢均未引出病理征。左侧足背曲受限、走路呈跛足状。血压140/78mmHg。

中医诊断：痹证。

西医诊断：强直性脊柱炎关节病型。

辨证：气血亏虚，筋脉失养。

治则：扶正祛邪、温阳除痹。

治法：柔肝健脾科研方口服，针灸，特定电磁波治疗仪治疗。

（一）柔肝健脾科研方口服

柔肝健脾科研方粉剂，每日早、晚饭前各取6g，200mL饮用水煮沸后，待至室温服用。

（二）针灸

针灸频率：每周2次。

针灸选穴：肝俞、脾俞、肾俞、大椎、委中、商丘。

针刺手法：每个穴位按针刺的要求进针，手法除委中外采用补法，委中采用平补平泻的方法，使邪有出路。

（三）特定电磁波治疗仪治疗

治疗频率：每周2次；治疗时长：每次30min；方法：预热，将需要治疗的部位暴露，将治疗仪移至床旁，将治疗微波探头放置在离治疗部位20cm的位置进行治疗。

本治疗选择大椎穴作为治疗部位。盖大椎穴位于督脉，第7颈椎棘突下的凹陷中，属于颅脊柱的最下端，周围有腰背筋脉，有脊间韧带和棘突间静脉丛，位于颈神经后支。其共同生理作用是影响局部神经的兴奋性、反应能力，改善脊髓后脚的传入功能，从而改善神经中枢的兴奋性和反应性，大脑神经元感知机械性的刺激信号通过痛觉旁路。经络上为手足三阳经及督脉之交会处。通过温热的作用可以激发经络的阳气，温煦经脉，温热可以短时间内缓解筋、肌的僵硬、痉挛；又可以通过刺激神经系统相关的递质改善神经的兴奋，故可缓解症状，结合内治最终可达治愈的效果。

1周后肢体疼痛明显减轻，疲乏感和活动后心慌、气短症状得以改善，大便不再干结，3~4日一行改为2~3日一行，偶有失眠，睡后踏实。柔肝健脾饮以四君子汤为主方，健脾和胃，桔梗加强布散之力，水谷精微得以输布，充养筋脉。加柔肝养肝之白芍，肝血得以滋生，经筋得养。同时加大甘草的用量配合白芍取酸甘化阴，缓急止痛之意。盖脾主运化、主四肢；肝主藏血、主筋，故在缓解肌肉疼痛上能有疗效。

连续治疗 4 周后除跛足外无其他不适症状。因医保额度受限而停止治疗，嘱其第二年入冬前来治疗，再次来时患者非常高兴，自述经调理后 1 年来体力明显好于去年，止痛药的用量也大大减少，并带来新的病员。

按：本治疗因患者步入老年，病程长，病势缓，并没有按常理治疗痹症时应用大量祛风止痛、辛温散寒之品，意在扶正以祛邪。在柔肝健脾科研方的基础上加大芍药、甘草的用量，加强酸甘化生阴津的药物，经脉得气血、阴津的滋养能正常发挥其功能，使各脏腑和肌肉筋骨得经气的温煦行使各自功能。辨证治病不能仅限于生病之脏腑，还应着眼于与疾病的发生、发展相关联的脏腑；不能只注重疾病的结果，还应追溯产生疾病的根源，分析疾病发生发展之机制，只有清除病起之因，截断病传之势，纠正失衡之态，使已生者得除、未生者不起，使脏腑气血阴阳功能恢复平衡状态，方为治病之道。

八、乳腺癌橘皮样变溃破后 2 个月，伴惊恐

患者：女性，48 岁，美容按摩师。

初诊：2012 年 12 月。

主诉：患者双侧乳腺增生 15 年，右侧乳腺上有溃破疮面 2 个月。

现病史：患者于断奶后就发现有双侧乳腺多发增生，每两年体检一次未系统治疗。近两年来因经济危机，生意经营不佳，因而产生急躁、抑郁等不良情绪，导致晚上睡眠质量不佳，随即彻夜难眠，每晚必须服安眠药方能入睡。胃脘饱胀感，不思饮食，大便秘结，3～5 日一行。两个月前洗澡时发现右乳腺外上部表皮粗糙，中间有一肿物花生粒大小、焮红、压痛。到医院就诊，诊断为乳腺癌（导管浸润性癌，低分化），医师建议切除，患者拒绝。遂行化疗，化疗过程中夜间抓挠不慎抓破，形成溃疡，溃疡面迅速扩大，伴有脓血流出，在社区换药和应用促伤口愈合药物没有效果。遂来看中医。疮面疼痛，流脓血，胃脘痞满，不思饮食，大便干结，3～5 日一行，失眠多噩梦，郁郁寡欢，对病情有超常的恐惧心理，严重影响到睡眠质量和饮食状况。小便少，舌质淡、边有齿痕、苔白，脉沉细弦。患者形体适中，面色萎黄；双侧乳房对称。外形未见异常，左侧可触及多个大小不等的结节，无压痛，右乳腺外上部表皮粗糙，中间有一溃烂面，呈菜花样增长，焮红、压痛，有血性渗出物。血

压（140～160）/（65～78）mmHg。

中医诊断：乳岩（溃破后），惊恐。

西医诊断：乳腺癌化疗中，焦虑。

辨证：肝气郁滞，邪毒壅盛。

治则：柔肝健脾、益气养血、敛疮生肌。

治法：柔肝健脾科研方口服，针灸，特定电磁波治疗仪治疗。

（一）柔肝健脾科研方口服

柔肝健脾科研方粉剂，每日早、晚饭前各取5g，以200mL饮用水煮沸后，待冷却至室温服用。

（二）针灸

针灸频率：每周3次。

针灸选穴：中脘、关元、章门、京门、三阴交、足三里，加刺两丰隆穴、膻中穴。

针刺手法：每个穴位按照所在部位选择进针深度，按照针刺的要求进针，中脘、关元、章门、京门、三阴交采用补法。膻中、足三里补泻兼施；丰隆选泻法。京门在足阳明胆经上，是肾经的募穴，针刺之配合三阴交取强肾镇惊，调和少阳经脉的作用。共同调治乳腺疾病。

（三）特定电磁波治疗仪治疗

治疗频率：每周3次；治疗时长：每次预热后30min；方法：预热，将需要治疗的部位暴露，将治疗仪移至床旁，将治疗微波探头放置在离治疗部位20～25cm的位置进行治疗。

本治疗选乳腺伤口化脓处，借其温热之力，促进局部的血液循环，有利于脓液的排出，同时其穿透力和温热作用可起到杀菌消炎并有抑制癌细胞增殖的作用。在治疗前对疮面进行清理、消毒。治疗后疮面周围用银翘三黄膏涂敷，一方面消炎、敛疮，防止疮面扩大，另一方面防止局部皮肤的热损伤。疮面用地榆配当归和吴茱萸粉敷。《名医别录》记载地榆"止脓血，诸瘘，恶疮，热疮，消酒，除消渴，补绝伤，产后内塞，可作金疮膏"。《本草选旨》曰："地榆，以之止血，取上截炒用；以之行血，取下截生用；以之敛血，则同归、芍；以之清热，则同归、连；以之治湿，则同归、芩；以之治血中之痛，则同归、黄；以之温经益血，则同归、姜。大抵酸敛寒收之剂，得补则守，得寒则凝，得温暖而益血归经，在善用者自得之而已。"

如上治疗 1 周后患者生活质量明显提升，疮面疼痛减轻，流脓血量明显减少，饮食量增加，大便干结症状减轻，3～5 日一行改为 2～3 日一行，入睡改善，噩梦消失，恐惧心理减少。食欲好转，小便正常。

继续治疗 1 周，患者体力、情绪明显恢复，疮面情况也明显好转，但患者面临第二次化疗，同时当年的医保限额已经用完，带 1 周口服药和 1 支银翘三黄膏去相关医院后没再来诊治。

上述患者的情况也说明了一个问题，经济承受能力和医疗技术以及个人心理反应在疾病治疗过程中扮演着同样重要的作用。

九、双手腕管综合征伴过敏性鼻炎

患者：女性，39 岁，意大利籍瑞士苏黎世人，工程师。

初诊：2012 年年底。

主诉：双手腕关节疼痛 3 年，加重 1 周。

现病史：双手腕关节间断性疼痛 3 年，疼痛因寒冷或阴天时或劳累后加重，疼痛时双手呈无力感，并出现手颤，需间断性服用非甾体类止痛剂，近 1 周因寒冷加重，伴鼻塞、鼻流浊涕、咽喉部阻塞感，偶有高调耳鸣，大便干结，1～2 日一行，夜梦多，月经规律，偶有行经腹痛。舌质淡、边有齿痕、苔白，脉弦细涩。既往患季节性过敏性鼻炎 10 年，春、冬季节发病。

患者形体肥胖、面色白欠红润。双腕关节活动自如，大鱼际肌肉欠丰满，双手握力可，上臂肌力 4 级，肌肉无萎缩。

中医诊断：痹证，鼻鼽。

西医诊断：双手腕管综合征，过敏性鼻炎。

辨证：脾肺气虚，筋脉失养。

治则：柔肝健脾、益气养血。

治法：柔肝健脾科研方口服，针灸，特定电磁波治疗仪治疗。

（一）柔肝健脾科研方加桂枝汤口服

柔肝健脾科研方加桂枝制成粉剂，每日早、晚饭前各取 6g，以 200mL 饮用水与大枣、生姜煮沸后冲调，待冷却至室温服用。

（二）针灸

针灸频率：每周 2 次。

针灸选穴：中脘、关元、章门、京门、三阴交，加刺太渊、外关穴。

针刺手法：每个穴位按所在部位选择进针深度，按照针刺的要求进针。中脘、关元、章门、京门、三阴交采用补法；足三里补泻兼施；太渊透大陵采用补法；外关透内关平补平泻。

（三）特定电磁波治疗仪治疗

治疗频率：每周 2 次；治疗时长：每次预热后 30min；方法：预热，将需要治疗的部位暴露，将治疗仪移至床旁，将治疗微波探头放置在离治疗部位 20 ～ 25cm 的位置进行治疗。

本治疗选位为两侧腕关节处，借其温热之力，促进局部的血液循环并有利于使肌腱松解，同时其穿透力和温热作用可借助经络的传导作用振奋全身的阳气抵御疼痛。

治疗共计 4 周 8 次，患者各症状消失，高兴地结束治疗。嘱其第二年春天在以往鼻衄发病前来预防性治疗，因患者出差在外地未来，但患者电话告知，今年鼻衄没有复发。这是非常成功的治疗病例，讨论如下。

口服：柔肝健脾科研方加桂枝制成粉剂，每日早、晚饭前各取 6g，200mL 饮用水与大枣、生姜煮沸后冲调，可见本方共计 8 味药，可拆为 4 个处方，四君子汤、芍药甘草汤、桔梗汤、桂枝汤。在前面章节分别论述前三个方剂，现论述加桂枝汤在此处的效果。桂枝汤出自张仲景的《伤寒论》，本方功效：解肌发表，调和营卫。患者有恶寒，受寒后腕关节疼痛，鼻塞，说明卫气不足，营卫不和。正如张仲景所言"卫气不共营气谐和故尔"。故此方加桂枝后取效神速。

按：中脘、关元、章门、京门、三阴交采用补法；足三里补泻兼施，为一组补虚泻实的经验配穴。太渊为手太阴肺经的穴位，脉之会穴，肺经的原穴，该穴位于腕前臂，伸臂侧掌，在腕横纹桡侧，桡动脉紧贴在其旁，针刺此穴既可以改善手掌冷痛麻木，又可以补肺气，治疗肺脏相关的疾病。从中医理论讲，肺开窍于鼻，肺气虚时，人体防御外邪的能力下降，外界冷空气及邪气容易进入鼻腔而出现鼻塞、鼻流浊涕。从西医角度来说，鼻、气管与肺共同组成呼吸道，故易同时发病。大陵为手厥阴心包经的原穴，位于手腕前区，腕掌侧远端横纹中，掌长肌腱与桡侧端屈肌腱之间，太渊透大陵既可以治疗腕部疼痛，又可以补肺气通鼻窍。此外大陵与外关配伍治疗便秘。外关为手少阳三焦经之络穴，也是八脉交会穴之一，通阳维脉。其位于前臂背侧，尺骨与桡骨之间，针刺此穴可以联络气血，补益阳气；治疗腕部及手臂的疼痛，屈伸不利等。内关与大陵都在手厥阴心包经上，在大陵穴的上两寸处，针刺内关具有养心安神、理气止痛之功效。内、外关透刺可增强止痛的疗效，又可镇心安神，神安气自舒。

十、抑郁 20 年，月经不规律 2 个月

患者：女性，46 岁，瑞士苏黎世州人，小学数学老师兼带班。

初诊：2011 年 4 月底。

主诉：郁闷寡欢，善叹息，间断性头痛 20 年。月经不规律 2 个月。

现病史：20 年前因难产，生产时出血过多，产后曾出现一过性鸡爪症，不眠、奶水不足。自此出现郁闷寡欢，善叹息，乏力，伴间断性头痛，胃脘嘈杂，大便干结，3 ～ 4 日一行，失眠多梦，未系统治疗，严重时服西药，具体药物不详。近两个月患者月经无规律，经血淋漓不尽，并出现头痛加重伴头晕。小便可，舌质淡、边有齿痕、苔白，语声低微，脉沉细涩。

月经 $15\dfrac{4-5}{20-30}$，孕四产四。患者形体消瘦，面色萎黄，语声低微，胃脘、胞宫处有压痛。血压 110/68mmHg。

中医诊断：郁证，崩漏。

西医诊断：抑郁。

辨证：血虚肝郁、心脾两虚。

治则：疏肝解郁、健心脾养气血。

治法：柔肝健脾科研方口服，针灸，特定电磁波治疗仪治疗。

（一）柔肝健脾科研方口服

柔肝健脾科研方加黄芪 15g、当归 12g 制成粉剂，每日早、晚饭前各取 6g，以 200mL 饮用水煮沸后冲调，待冷却至室温服用。

（二）针灸

针灸频率：每周 2 次。

针灸选穴：中脘、关元、章门、京门、三阴交、足三里，加刺神门、内关穴。

针刺手法：每个穴位按所在部位选择进针深度，按照针刺的要求进针。中脘、关元、章门、京门、三阴交采用补法；足三里重刺激，补泻兼施；神门采用补法；内关平补平泻。

（三）特定电磁波治疗仪治疗

治疗频率：每周 2 次；治疗时长：每次预热后 30min；方法：预热，将需

要治疗的部位暴露，将治疗仪移至床旁，将治疗微波探头放置在离治疗部位20～25cm的位置进行治疗。

本治疗选位为关元穴，关元穴具有培元固本、补益的功效，借其温热之力促进亏损的元气得以尽快恢复，振奋全身的阳气使脏腑得以温煦，恢复其司职。

治疗 1 周后患者诸症明显减轻，崩漏止。继续治疗 3 周，食欲正常，胃脘嘈杂消失，头晕消失，睡眠正常，大小便正常，疲劳时仍有头痛。停针灸和电磁波治疗，继续服用中药 2 周。半年后回访患者对治疗非常满意，目前没有不适症状。

患者年过五旬，孕四产四，在生产过程中还有大出血，失血而致虚，脏腑失养致亏虚。厌食、胃纳不佳，导致气血精微化生无源，使本已亏虚的脏腑气血日益俱损。血虚又致瘀，瘀血进一步影响新血的化生，血不养心，心烦失眠，使机体功能进一步低下，导致出现上述诸症。治疗当选人参、白术、茯苓、甘草四君子，意在健脾益气，脾胃互为表里，脾脏主运化水湿，传导水谷精微，健脾之法使脾胃恢复其受纳运化之功，气血化生之源充足，脾有所统，肝有所藏，诸窍百骸方能为体所用。桔梗宣发气机，避免人参壅滞气机。白术、茯苓健脾燥湿理气，腹胀、吞酸症状得减。肝体阴用阳，白芍补养肝血，肝得血之养而柔和，肝主疏泄助患者抑郁、厌世情绪得以改善，白芍与甘草酸甘化阴、益养阴液，阳无阴不长，助黄芪、当归生血养血。

十一、干眼症

患者：男性，56 岁，个体企业主。

初诊：2018 年 12 月。

主诉：患者双侧眼睛干涩 10 余年，加重伴云翳感 1 个月。

现病史：患者 10 余年来无明显诱因出现双侧眼睛干涩，未系统治疗，近 1 个月加重伴云翳感。就诊于西医院未发现阳性检测结果，故来求治于中医。眼干涩，闭眼休息会减轻，近 1 个月来偶有云翳感，大便干结，3～5 日一行，多梦，性功能差，长期以来饮食量少，舌质淡、苔薄白，脉沉细。

中医诊断：眼疾。

西医诊断：干眼症。

辨证：肝肾亏虚。

治则：滋补肝肾。

治法：杞菊地黄丸（蜜丸 9g/ 丸）早晚饭后各 1 丸，或杞菊地黄丸（水丸）

每餐后各服 8g；针灸；特定电磁波治疗仪治疗。

针灸选穴：太阳、百会、三阴交、合谷、睛明。

太阳、睛明为双目周围穴位。睛明穴出足太阳膀胱经，为手足太阳、足阳明、阴跷、阳跷的交会穴；西医解剖在眶内缘内侧韧带中，深部为眼内直肌，有内眦动静脉，滑车上下动、静脉，深层上方有眼动静脉；深层为眼神经，上方为鼻睫神经。可治疗眼睛近视、干涩、目赤肿痛。太阳穴为奇穴，位于耳郭前侧的前额，外眼角延长线的上方，可治疗眼睛疲劳、头痛、牙痛等疾病。百会为督脉的穴位，位于头部，是诸阳之会，具有宁心安神、活血化瘀的作用，可用于缓解失眠多梦。合谷为大肠经的原穴，以一手的拇指指间关节横纹放置在另一手拇指、示指指间的指掌缘上，在拇指尖下。解剖位置位于第一、二掌骨之间，第一骨间背侧肌中，深层有拇收肌横头，有手背经脉网，为头经脉的起部，腧穴近侧正当脑动脉从手背穿向手掌之际，布有桡神经浅支的掌背侧神经，深部有正中神经的指掌侧固有神经。可以治疗头面的一切疾病和肠道及手部、腕部疼痛。三阴交为足三阴经的交会穴，故各穴配合共同起滋养肝肾、明目之功效。

特定电磁波治疗仪治疗：

治疗频率：每周 1 次；治疗时长：每次预热后 30min；方法：预热，将需要治疗的部位暴露，将治疗仪移至床旁，将治疗微波探头放置在离治疗部位20～25cm 的位置进行治疗。

本治疗选位为关元穴，关元穴具有培元固本、补益下焦的功效，借其温热之力促进亏损的元气得以尽快恢复，振奋全身的阳气使脏腑得以温煦，恢复其司职，邻近膀胱，使膀胱得热力，促进气化功能加强，津液沿着经络上输眼睛而疗眼之干涩。

1 周后再诊，患者症状无明显缓解，而且出现胃脘胀满、不欲饮食的症状，考虑是杞菊地黄丸中的滋补之品地黄影响了胃的腐熟功能而致，再问诊发现患者儿时脾胃功能较弱，经常出现消化道的疾病，故其眼睛干涩非肝肾精气不足，而是脾不运化水湿、精气不能上乘所致。调整处方用柔肝健脾之品柔肝健脾科研方口服：柔肝健脾科研方粉剂，每日早、晚饭前各取 5g，200mL 饮用水煮沸后，待至室温服用。服用后 1 周开始获益。诸症呈减轻趋势，人精神备至。

本案的治疗也充分说明辨证论治的重要性，而辨证论治的准确性从四诊"望、闻、问、切"中提炼出来。而问诊在其中扮演着最为重要的角色。明代张景岳有"十问歌"。《黄帝内经·灵枢·邪气藏府病形》曰："问其病，知其处，命曰工。"《难经》曰："问而知之者，问其所欲五味，以知其病所起所在也。"
因为儿时的健康状况常常影响人的一生，故治疗时要详细问诊，笔者在 2016 年
河北省治未病年会中发表《科学问诊——搭建医患沟通的桥梁》一文中也对问
诊的重要性进行了详尽的描述，了解患者的"生命秘密"才能达到个体化循证
医学的精准治疗目的。

万全提出"三有余，四不足"论，在他的著作《幼科发挥》中有这样的描
述："肝常有余，脾常不足者，此却是本脏之气也。盖肝乃少阳之气，儿之初
生，如木方萌，乃少阳生长之气以渐而壮，故有余也。肠胃脆薄，谷气未充，
此脾所以不足也。"本患者正是因为儿时形成的脾胃虚弱，气血生化无源才导
致的干眼症，我们按照单纯肝肾阴虚辨证，滋补之品进一步伤伐脾胃，故不效
也。最终以健脾醒脾为主，开发气血生化之源，在脏腑得养的基础上，加滋养
肝肾之品方得阴阳平衡，精神乃至。

十二、尿失禁，伴双下肢胫前斑疹

患者：女性，72 岁，瑞士籍家庭妇女。

初诊：2012 年年初。

主诉：尿失禁 2 年余，伴双下肢胫前斑疹。

现病史：患者 2 年前因泌尿系统感染出现尿频、尿急、夜尿增多，后经系
统治疗好转出院，但出院后不足 1 个月又出现上述症状，且夜间尿无节律到必
须用尿不湿，伴发热，再次住院治疗发热被控制，但尿无节律仍不见好转。两
年来除了间断做盆底肌锻炼未做其他治疗。听朋友介绍中医的疗效，出于好奇
前来就诊。现主症：尿失禁，小腹及双下肢自觉发凉如浴冰中，语声低微，乏
力嗜睡，食欲尚可，大便秘结，3 ～ 4 日一行，解不尽感，舌质淡红、边有齿
痕、苔灰腻，脉沉细数。

脉搏 84 次 /min，血压 140/70mmHg。患者形体偏瘦，面色欠红润，神志
清晰。双肺呼吸音尚清晰，未闻及干湿啰音；心律齐，心率 84 次 / 分，心音
弱，未闻及杂音；腹软、无抵触，小腹皮温低。双下肢皮温低，胫骨前可见暗
红色斑疹，自踝至膝下，边缘不规整，横宽占周长约 1/3，压之褪色，高出皮
肤，无明显压痛，足背动脉波动有力，下肢肌力 4 级。

中医诊断：遗溺病，斑疹。

西医诊断：尿失禁（非机械性），紫癜（小腿胫前）。

辨证：肾气衰败，瘀血阻滞。

治则：健脾温肾、益气行血化瘀。

治法：柔肝健脾科研方加附子汤口服，针灸，特定电磁波治疗仪治疗，盆底肌锻炼。

（一）柔肝健脾科研方加附子汤口服

柔肝健脾科研方加附子汤制成粉剂。组成：人参 10g、茯苓 9g、白术 9g、桔梗 9g、白芍 15g、甘草 30g、附子 10g，制成粉剂，每日早、晚饭前各取5g，以 200mL 饮用水煮沸后，待冷却至室温服用。

（二）针灸

针灸频率：每周 2 次。

针灸选穴：中脘、关元、章门、京门、三阴交、足三里，加刺血海、照海。照海，肾经的穴位，为肾经与阴跷脉的交会穴，八大会穴之一。《备急千金要方》称其为"阴漏"，意指肾经经水自此蒸发，针刺可调节肾气和三焦，滋肾阴，解热毒，止遗尿。血海促血气运行，祛瘀生新。

针刺手法：每个穴位按所在部位选择进针深度，按照针刺的要求进针，手法以温补法为宜。血海选泻法。

（三）特定电磁波治疗仪治疗

治疗频率：每周 2 次；治疗时长：每次 30min；方法：预热，将需要治疗的部位暴露，将治疗仪移至床旁，将治疗微波探头放置在离治疗部位 20cm 的位置进行治疗。

本治疗选择关元穴作为治疗部位。关元穴属任脉，足三阴、任脉之会穴，又为小肠经的募穴，位于小腹，正是病灶所在之处，一方面能直接从局部得到温热和电磁波的治疗，另一方面关元穴具有培元固本、补益肾气、固脱止遗的功效，借其温热之力促进亏损的元气得以尽快恢复，振奋全身的经脉气血使脏腑得以温煦，气血得以流通。

（四）盆底肌锻炼

采用美国心理治疗师提出的凯格尔锻炼法加意守丹田的锻炼方法。

站位：两足分开，与肩同宽，两手交叉置于肩膀，两足尖外展呈八字；用力夹紧臀部，紧缩尿道、阴道，提肛，收腹，气沉丹田。保持 5～10s，不间断重复，每日至少 50 次。

卧位：采取仰卧位，膝盖弯曲，夹紧臀部，用力向上紧缩尿道、阴道，提肛。此时盆底肌呈收缩状态，配合深吸气。保持 5～10s，在睡前和晨起后不间断重复，每日至少 50 次。

二诊：经治疗患者自觉机体舒适，小腹及双下肢浴冰感好转，乏力有所好转，白天尤其上午能控制小便。语声正常，睡眠时间延长，卧床时间缩短，大便顺畅，仍然 3～4 日一行，舌质淡红、边有齿痕、苔白腻，脉沉细。效不更方，按原方案继续治疗。

治疗 8 次，口服上述中药 1 个月时，白天能控制小便，仍有尿急，但可以不用纸尿裤，其他所有症状均有好转，双下肢凉感减少，大便无力感好转，小腿前面的斑疹颜色变浅，斑块缩小，患者要求停针刺和特定电磁波治疗仪治疗，只口服柔肝健脾科研方粉剂又 4 周，配合盆底肌锻炼。再诊：小便完全能自控，下肢斑疹消失，乏力感消失，下肢肌力仍然不足 5 级。因正值瑞士寒冷季节，皮温尚低，大便 2～3 日一行，舌质淡红、苔白，脉细数。原方减附子加当归 12g、牛膝 20g 给予两周量。两周后回访，基本无不适症状，患者很满意，嘱注意保暖、坚持做盆底肌锻炼，保持心情舒畅。

按：患者年过七旬，脏腑已亏虚，抵御外邪的能力下降，故出现了小便频数直至遗尿，抗生素的使用使本已亏虚的脏腑气血日益俱损，加上体内瘀血阻滞，进一步影响机体功能，导致出现上述诸症。治疗当以参附汤温补阳气，正如《删补名医方论》所云："补后天之气，无如人参；补先天之气，无如附子。"人参、白术、茯苓、甘草四君子意在健脾益气，脾脏主运化水湿，传导水谷精微，健脾之法使脾胃恢复其受纳运化之功，气血化生之源充足；脾有所统，肝有所藏，肝肾同源，白芍养肝血，为肝用，肝肾得以滋养；桔梗宣发气机，挟精气入肺，肺合皮毛；加牛膝强健肾气，引血下行，故斑疹得以缓解。特定电磁波治疗仪治疗通过温热助气血运行，阳气鼓荡。针灸借助针刺激使经络运行有秩，帮助药物更好发挥作用。盆底肌锻炼促进局部肌肉张力改善，可有效防止遗尿、尿失禁。

十三、心衰，安心脏起搏器后

患者：男性，77 岁，退役警察，瑞籍意大利后裔。

初诊：2011 年 4 月。

主诉：安心脏起搏器后 3 年乏力，伴口渴、自汗。

现病史：患者因职业生活不规律，3 年前心梗，出现脉率不稳定，随后安装心脏起搏器，并按时服用抗凝的药物，手术后一直乏力，从家到公共汽车站 400 米，中途必须休息一次，口渴、不欲饮、自汗、嗜睡、少气懒言、大便密结，3～4 日未行，小便短赤，舌质红、舌面有裂纹、苔白厚腻，脉沉细。

阳性体征：BP 170 ～ 140/110 ～ 90mmHg

患者形体偏胖、面色黧黑、神志清晰，神疲乏力。双肺呼吸音清，未闻及干、湿啰音；心律齐、心率 62 次 / 分；腹软、无抵触。

血糖 4.8 ～ 7.5mmol/L，血脂经服用它汀类药物近 2 年来稳定在正常范围。

中医诊断：自汗、胸痹。

西医诊断：自主神经功能紊乱，心梗，已安装心脏起搏器。

辩证：气阴两虚，脏腑失濡养。

治则：柔肝健脾、益气生津、活血通痹。

治法：柔肝健脾科研方加减瓜蒌薤白白酒汤口服，针灸，特定电磁波治疗，运动养生。

（一）柔肝健脾科研方加减瓜蒌薤白白酒汤口服

柔肝健脾科研方加减瓜蒌薤白白酒汤制成粉剂。组成：人参 10g、茯苓 9g、白术 9g、桔梗 9g、白芍 15g、瓜蒌 12g、薤白 12g、天门冬 12g。每日早、晚饭前各取 5g，以 200mL 饮用水煮沸后，待冷却至室温服用，晚上服用时喝 25g 白酒助药效。

（二）针灸

针灸频率：每周 2 次；

针灸选穴：中脘、关元、章门、京门、三阴交、足三里加合谷、复溜、商丘。

针刺手法：每个穴位按照针刺的要求进针，手法采用补泻兼施的方法。

（三）特定电磁波治疗仪治疗

治疗频率：每周 2 次；治疗时长：每次 30min；方法：预热，将需要治疗的部位暴露，将治疗仪移至床旁，将治疗微波探头放置在离治疗部位 20cm 的位置进行治疗。

本治疗选择关元穴作为治疗部位。

（四）运动养生

运动养生采用走路的方法。足部的运动促使肾经及脾经气化，经气加强。五行心为火、肾为水，水火济济；脾胃后天之本，滋养四肢百骸，体格方能健壮。根据个人体质决定运动时间，可由短逐渐延长。

按：患者年过七旬，脏腑已亏虚，心脉闭阻出现胸痹，安装起搏器治疗后，五行之火尚未完全复燃，需要康复时间，加上厌食、胃纳不佳，导致气血精微化生无源，使本已亏虚的脏腑气血日益俱损，体内滋生湿邪，化生痰浊，进一步影响运化功能，导致出现上述口渴不欲饮、食欲差诸症。治疗当以人参、白术、茯苓、甘草四君子，意在健脾益气，脾胃互为表里，脾脏主运化水湿，传导水谷精微，健脾之法使脾胃恢复其受纳运化之功，气血化生之源充足，四肢百骸、脏腑各司其职；桔梗、桂枝、薤白宣发气机，既舒展胸中阳气，又避免人参壅滞气机；肝体阴用阳，白芍补养肝血，肝得血之养而柔和，脾主肌肉四肢、肝主筋，肝脾调和，乏力症状得以恢复；白芍与甘草酸甘化阴益养阴液，自汗盗汗得以缓解。特定电磁波治疗仪治疗通过温热助气血运行，阳气鼓荡。针灸借助针刺激使经气运行有秩，帮助药物更好发挥作用。运动养生方法逐渐提高机体的有效能量，助身体康复。

十四、霍奇金氏淋巴瘤

患者：男性，50 岁，德国环卫工人。

初诊：2008 年 10 月。

主诉：确诊为霍奇金氏淋巴瘤 1 个月，要求服中药。

现病史：患者因"发热、咽痛、头痛牵及颈项伴发热"，就诊时发现颈部淋巴结肿大。做 CT 等相关检查诊断为霍奇金氏淋巴瘤。医院建议其在处理好发热等感冒症状后做化疗，但患者拒绝。经熟人介绍，其子带他来寻求中医治疗。

现主症：淋巴结肿大，头痛，嗜睡，发热（37.8 ～ 38.3℃），乏力，自汗，口渴不欲饮，大便干结，3 ～ 4 日未行，小便少、色黄，舌质红、苔厚腻、脉弦数、沉取无力。体温 38.3℃，呼吸 20 次/min，脉搏 84 次/min，血压 140/70mmHg。患者形体偏胖，颈部淋巴结群肿大，有轻压痛，质地中等硬度，可移动，与周围组织无粘连，腋下、腹股沟淋巴结未触及。双肺呼吸音尚清晰，未闻及干湿啰音；心律齐，心率 84 次/min，未闻及杂音；腹软，无抵触；四肢未见异常。

中医诊断：瘰疬，发热。

西医诊断：霍奇金氏淋巴瘤，发热。

辨证：痰热瘀阻、耗气伤阴。

治则：健脾益气、清热散结。

治法：柔肝健脾科研方加五味消毒饮口服，针灸。

（一）柔肝健脾科研方加五味消毒饮口服

柔肝健脾科研方加五味消毒饮制成粉剂。组成：人参 10g、茯苓 9g、白术 9g、桔梗 9g、白芍 15g、甘草 10g、金银花 12g、蒲公英 15g、野菊花 15g、紫花地丁 10g、生天葵子 12g 制成粉剂。每日早、晚饭前各取 5g，以 200mL 饮用水煮沸后，待冷却至室温服用。

（二）针灸

针灸频率：每周 2 次。

针灸选穴：中脘、关元、三阴交、丰隆、内关、合谷、复溜。

针刺手法：每个穴位按所在部位选择进针深度，按照针刺的要求进针，手法采用补泻兼施的方法，丰隆穴强刺激。

按：患者年七七之际，脏腑逐渐亏虚，阴阳、气血失衡。环卫工作性质导致其饮食、作息不规律。卫气虚衰而感受外邪，外邪留恋致正气进一步虚衰，影响到人体的免疫门户淋巴系统，而出现上述症状。厌食、胃纳不佳，导致气血精微化生无源，使本已亏虚的脏腑气血日益俱损，加上体内毒邪阻滞，进一步影响机体功能，导致上述诸症不易祛除。治疗当以人参、白术、茯苓、甘草四君子，意在健脾益气，脾脏主运化水湿，传导水谷精微，脾气健使津液上乘而止渴，同时可避免痰浊内生。桔梗宣发气机，肃降肺气以祛痰，另外还避免人参壅滞气机。肝体阴用阳，白芍养血、活血、凉血，肝得血之养而柔和，肝主疏泄之功助郁结散去，白芍与甘草酸甘化阴，益养阴液，阴中求阳，自汗得以缓解。针灸借助针刺激使经络运行有秩，帮助药物更好发挥作用。

二诊：患者自觉治疗后机体舒适，体温正常，不再发热，自汗有改善，小便仍然黄赤，嘱多饮水，少喝含碳酸和糖分的饮料。睡眠也有好转。针灸时配四关穴，即双侧合谷与太冲，采用强刺激的针法。服用原方，继续针刺以配合药物发挥疗效。

三诊、四诊治疗同二诊，共针灸治疗 4 次，口服柔肝健脾科研方加五味消毒饮粉剂两周，患者出现轻度头晕、烦躁症状，其他不适症状均得到控制，大部分淋巴结肿大消失，偶有散在肿大淋巴结。测血压 157/102mmHg，结合烦躁症状同时出现考虑为人参的副反应，去人参、桔梗，加天麻继续服用 1 周。患者没来再诊。间隔两个月随访未出现任何不适症状，淋巴结均呈正常大小。

十五、耳鸣、颈椎病

患者：男性，68 岁，瑞士籍退休工程师。

初诊：2013 年 10 月。

主诉：耳鸣、耳聋 3 年余，伴头晕、肩颈压迫感。

现病史：患者 3 年前无明显诱因出现耳鸣、耳聋，时有头晕，与颈部活动无明显关系，肩颈有压迫感。在苏黎世的家庭医生处用西医和耳滴剂间断治疗 2 年没有效果，肩颈压迫感临床治愈。家庭医生劝他放弃治疗，选择接受耳聋、耳鸣的老年信号。2013 年 10 月患者在电视中了解了中医，前来就诊。现耳聋、耳鸣，严重时会影响到睡眠和激发烦躁情绪。偶有心慌，肩颈部偶有压迫性疼痛感，大小便尚可，舌质红、苔白，脉沉细涩。

患者形体偏瘦，面色黧黑，神情郁闷。耳郭、耳道无异常，颈项转侧自如，击顶试验阳性，头后仰受限，后仰时有头晕。双肺呼吸音清晰；心脏浊音界不大，心律齐，心率 62 次 /min，未闻及杂音；腹软，无抵触。

中医诊断：耳鸣，头晕。

西医诊断：耳鸣，颈椎病，颈动脉斑块。

辨证：气血两虚，瘀血阻滞经络。

治则：柔肝健脾、滋阴益气养血。

治法：口服中药，针灸，艾灸盒灸。

（一）柔肝健脾科研方加聪耳益气汤制成粉剂

组成：人参 10g、茯苓 9g、白术 9g、桔梗 9g、白芍 15g、甘草 10g、黄芪 12g、当归 12g、橘皮 9g、升麻 6g、柴胡 9g、菖蒲 12、防风 9g、荆芥 6g。每日早、晚饭前各取 8g，以 200mL 饮用水煮沸后，待冷却至室温服用。

（二）针灸

针灸频率：每周 2 次。

针灸选穴：率骨、听宫、翳风、合谷、内关、百会。

针刺手法：每个穴位按所在部位选择进针深度，按照针刺的要求进针，手法采用补泻兼施的方法。

（三）艾灸盒灸

治疗频率：每周 2 次。

将 5 年陈艾置于艾灸盒内，点燃置于大椎穴。

本治疗选择大椎穴作为治疗部位。大椎穴位于督脉，第7颈椎棘突下的凹陷中，属于颅脊柱的最下端，颈神经后支。大椎穴生理作用是影响局部神经的兴奋性、反应能力，改善脊髓后脚的传入功能，从而改善神经中枢的兴奋性和反应性。大脑神经元允许机械性的刺激信号通过痛觉旁路，可改善耳鸣刺激产生的烦躁情绪。经络上为手足三阳经及督脉之交汇处。艾草本身具有温阳散寒、活血化瘀的功效，再通过艾灸的温热作用可以激发经络的阳气，温煦经脉，温热可以短时间内缓解筋、肌的僵硬、痉挛，解除肩颈压迫感。又可以通过刺激神经系统相关的递质改善神经的兴奋，故可缓解症状，减轻耳鸣、耳聋，结合内治最终可达治愈的效果。

1周后患者耳鸣明显减轻，心慌、气短得以改善，睡眠好转。柔肝健脾饮以四君子汤为主方，健脾和胃，使中焦谷气充盈；黄芪益气实卫；桔梗与橘皮行气加强布散之力，补气而不滞气，水谷精微得以输布，筋脉、诸窍得以滋养；加柔肝养肝之白芍，肝血得以滋生；同时加大甘草的用量，配合白芍取戊己相须为用，酸甘化阴，缓急止痛。盖脾主运化，肝主疏泄，水湿之气得以运化，与菖蒲同用共同起到清脑开窍、益气聪耳之效。

连续治疗4周后无其他不适症状。因医保额度受限而停止治疗，嘱其第二年入冬前来治疗，再次来时患者非常高兴，诉说经调理后1年来体力明显好于去年，止痛药的用量也大大减少，并带来新的病员。

按：本治疗因患者步入老年，病程长，病势缓，并没有按常理治疗痹症时应用大量祛风止痛、辛温散寒之品，意在扶正以祛邪。在柔肝健脾科研方的基础上加大芍药、甘草的用量，加强酸甘化生阴津之效，经脉得气血、阴津的滋养能正常发挥其功能，使各脏腑和肌肉筋骨得经气的温煦行使各自功能。辨证治疗既要治已病，又要治未病，即了解疾病发生的本质，治疗疾病的过程中在解除病因的基础上，截断疾病的发展途径以防变。

十六、克罗恩病术后，腹部包块

患者：男性，70岁，瑞士籍退休干部。

初诊：2012年3月。

主诉：克罗恩病术后右下腹包块10余天。

现病史：患者2月20日因克罗恩病性梗阻行手术治疗，术后腹部出现包块，再次住院行包块清除术。术后患者再度出现包块，腹痛。前来求治于中医，就诊时形体消瘦、情绪烦躁，发热（37.3～38.1℃），腹痛，可见小腹部有约16cm大小的包块。自觉气串样疼痛，小腹发凉。进少量流食，二次术后无大便，小便量少，舌质红、苔白腻，脉沉细涩。

患者形体偏瘦，面色发白，恶病质状，神志疲惫，情绪烦躁，腹痛，可见脐下 7cm 处小腹部有约 20cm 大小的手术瘢痕，切口愈合良好，边缘稍有不整齐、欠美观。瘢痕偏左有包块，压痛拒按，质地偏硬，活动度不大，反跳痛不明显，无肠管波动音。心肺未见明显异常，无可见性浮肿。

中医诊断：腹痛，症痕（腹部）。

西医诊断：克罗恩病梗阻术后，腹部包块。

辨证：正气虚损，瘀血浊毒阻滞。

治则：前期泄浊排毒、养血活血；后期柔肝健脾、滋阴益气养血。

治法：口服中药，针灸，特定电磁波治疗仪治疗。

（一）前期服用大黄牡丹汤合四物汤

组成：大黄 12g、牡丹皮 9g、桃仁 12g、冬瓜子 30g、芒硝 9g、白芍 15g、当归 12g、川芎 10g、生地 12g 制成粉剂，每次取 6g，以 200mL 饮用水煮沸后，待冷却至室温频频服用。

（二）针灸

针灸频率：每周 1 次。

针灸选穴：百会、足三里、丰隆、合谷、内关、内庭。

针刺手法：每个穴位按所在部位选择进针深度，按照针刺的要求进针，手法采用补泻兼施的方法。

（三）特定电磁波治疗仪治疗

治疗频率：每周 2 次；治疗时长：每次 30min；方法：预热，将需要治疗的部位暴露，将治疗仪移至床旁，将治疗微波探头放置在离治疗部位 20cm 的位置进行治疗。

本治疗选择以包块作为治疗部位。起消炎、促进血液微循环作用。

患者针刺 1 次，特定电磁波治疗仪治疗 1 次，频频服用大黄牡丹汤合四物汤共 18g，开始服用 2h 后出现大便，为恶臭稀便，反复排出 10 余次大便后，由恶臭变为清稀便。腹痛由剧痛变为绵绵作痛。

再诊时予柔肝健脾科研方加四物汤。组成：人参 10g、茯苓 9g、白术 9g、桔梗 9g、白芍 15g、当归 12g、川芎 10g、生地 12g。每日早、晚饭前各取 6g，以 200mL 饮用水煮沸后，待冷却至室温服用。

特定电磁波治疗仪治疗选择关元穴作为治疗部位，盖关元为小肠经的募穴，位于小腹，正是病灶所在之处，一方面能直接从局部得到温热和电磁波的治疗，另一方面关元穴具有培元固本、补益肾气固脱、强健体魄之功效，借其温热之力促进亏损的元气得以尽快恢复，振奋全身的经脉气血使脏腑得以温煦，气血得以流通。

再服药 1 周后腹痛消失，考虑患者年迈体衰来诊所不方便停针刺和特定电磁波治疗，单服中药调理后恢复正常。

十七、风湿性肌炎伴肝功能障碍

患者：女性，52 岁，瑞士籍全职二孩妈妈。

初诊：2011 年 10 月。

主诉：全身肌肉疼痛（包括头部肌肉）2 周。

现病史：2 周前出现全身肌肉疼痛（包括头部肌肉），西医诊断为风湿性肌炎，应用西药治疗，疗效不佳。现主症：全身肌肉疼痛，因痛不能自理，坐轮椅代步。便秘，小便可，小便时伴寒战，怕风，恶寒，食欲可，口渴不欲饮。每晚需服用止痛药物，自诉服芫荽汤助汗不得汗。舌质红、苔白，脉弦紧。患者形体肥胖，眉头紧皱，神情郁闷，面容痛苦。肌力尚可，腱反射亢进。

中医诊断：痹证（肌痹），郁证。

西医诊断：风湿性肌炎，焦虑。

辨证：气血营卫不足，复感外邪。

治则：滋补气血、柔肝健脾、祛风湿止痉。

治法：口服中药，针灸，闪罐治疗。

（一）柔肝健脾科研方加麻附辛汤制成粉剂

组成：人参 10g、茯苓 9g、白术 9g、桔梗 9g、白芍 15g、甘草 12g、麻黄 6g、附子 10g、细辛 3g 制成粉剂，每日早、晚饭前各取 6g，以 200mL 饮用水煮沸后，待冷却至室温服用。

（二）针灸

针灸频率：每周 2 次。

针灸选穴：中脘、关元、章门、京门、三阴交、光明、百会。

针刺手法：每个穴位按所在部位选择进针深度，按照针刺的要求进针，关元、章门、京门、三阴交采用补法，其他穴位采用补泻兼施的方法。

（三）闪罐

用大号罐沿着膀胱经走向进行闪罐。闪罐后按上述穴位行针刺术。

第一次治疗后能自行下床、站立，并自己如厕。3 周针刺治疗 6 次，留罐治疗 2 次后患者能自行行走，料理家务，不服止痛药能入睡。

按：患者立冬受邪，冬天阳气虚弱，加体内营卫气血不足，无以抵抗外邪入侵，故出现外感症状，肌肉疼痛如被杖，毛孔闭塞而不得汗。故用柔肝健脾科研方补益中气，助生营卫气血。肝主筋，养肝柔肝补肝使筋脉得养。表证脉当浮反沉微是阳气虚的表现，麻附辛汤为补阳之品，为素体阳虚、复感风寒之症而设。再结合拔火罐，具有通经活络、行气活血、消肿止痛、祛风散寒的作用，临床应用于慢性损伤性疾病和周身肌肉的酸痛。现代研究表明拔罐对神经系统起一定的调节作用，对皮肤有温热的刺激，通过皮肤感受器传导到神经系统可调节大脑皮层的兴奋和抑制过程；且促使机体的功能恢复，有助于皮肤相应的组织代谢；促进局部的血液循环，改善充血状态，加快体内新陈代谢，增加局部的耐受性，起到排泄毒素的功效，使病体快速恢复。

十八、腰痛、泄泻

患者：女性，52 岁，意籍水彩画画家。

初诊：2011 年 9 月。

主诉：腰痛 17 年余，两次腰椎间盘融合术后。

现病史：患者 17 年前因反复出现腰痛，诊断为腰椎间盘突出行腰椎间盘融合术，第一次腰椎间盘融合术后又因腰痛行第二次腰椎间盘融合术。问诊发现肠易激综合征发病早于腰椎间盘突出症。

现主症：腰痛呈钝痛，与体位无关，无下肢放射性疼痛，大便秘结与腹泻交替，偶有里急症状，时有呃逆、泛酸、乏力，睡眠有时受腰痛影响。食欲尚可，小便可，舌质淡红、边有齿痕、苔白腻，脉弦细。

脉搏 80 次 /min，血压 140/70mmHg。患者形体偏瘦，神志清楚。腰部可见手术瘢痕，愈合良好，生理前突变平。下肢直腿抬高试验阳性，下肢外展检查、"4" 字试验阳性，仰卧挺腹试验阳性。脐周有压痛，无反跳痛。

中医诊断：腰痛，肠痹。

西医诊断：腰痛，腰椎间盘融合术后，肠易激惹综合征。

辨证：肝木克土，瘀血阻滞。

治则：健脾温肾、活血化瘀止痛。

治法：柔肝健脾科研方加四物汤。

（一）柔肝健脾科研方加四物汤口服

组成：人参 10g、茯苓 9g、白术 9g、桔梗 9g、白芍 15g、当归 12g、川芎 10g、生地 12g 制成粉剂，每日早、晚饭前各取 5g，以 200mL 饮用水煮沸后，待冷却至室温服用。

（二）针灸

针灸频率：每周 2 次。

针灸选穴：中脘、关元、章门、期门、内关、外关、天枢、三阴交、足三里、血海。

（三）特定电磁波治疗仪治疗

治疗频率：每周 2 次；治疗时长：每次 30min；方法：预热，将需要治疗的部位暴露，将治疗仪移至床旁，将治疗微波探头放置在离治疗部位 20cm 的位置进行治疗。

本治疗选择以脐周作为治疗部位，起到消炎、促进血液微循环作用。

按：患者治疗 8 次后腹痛、腰痛症状明显减轻，里急症状消失，腹泻次数减少，用盐焗橄榄调节便秘。本证里急为血虚所致，故用四物汤养血活血、化瘀止痛。柔肝健脾饮中的四君子汤益中气补土，配四物汤形成八珍汤养气和血。桔梗、白芍制约肝经气逆，土不受木的影响而自平，故泛酸、呃逆症状消失。筋脉气血得脾胃精气、气血津精荣养而乏力自消。橄榄味甘、酸，具有解毒排毒、镇静安神、生津止渴的功效，现代药理研究证实其具有抗氧化、抗衰老的作用，笔者用之调节数例便秘患者，无不生效。

十九、甲状腺结节伴甲状腺功能低下

患者：女性，62 岁，瑞士籍家庭妇女。

初诊：2013 年 3 月。

主诉：发现甲状腺结节 3 年余，增大伴平卧时颈部压迫感 2 周。

现病史：患者 3 年前体检发现甲状腺多发结节，并有甲状腺功能减退的症状。观察半年后结节无明显变化，化验指标不足以诊断甲状腺功能减退，但患者反复有厌食、乏力、增重、闷闷不乐、不喜光、嗜睡一系列甲状腺功能减退的症状。经朋友介绍来看中医。

现主症：厌食，乏力，增重，闷闷不乐，不喜光，嗜睡，平卧时颈部有压迫感，呼吸受阻，大便秘结，小便可，无自汗、盗汗。夜梦多，舌质淡红、舌体胖大，舌边有齿痕、苔薄白，脉细涩、沉取无力。

甲状腺Ⅱ度肿大，质软，右叶中上极可触及直径 2.5cm 大的结节，质地中等硬度，随吞咽活动，无明显压痛，颈部皮肤无异常改变。未发现异常。

中医诊断：症瘕，郁证。

西医诊断：甲状腺结节，抑郁。

辨证：气血俱虚、郁结积滞、脏腑失荣。

治则：益气养血、柔肝健脾、化瘀散结。

治法：柔肝健脾科研方加减海藻玉壶汤口服，针灸，特定电磁波治疗仪治疗。

（一）柔肝健脾科研方加海藻玉壶汤口服

组成：人参 20g、茯苓 9g、白术 9g、桔梗 9g、白芍 12g、海藻 30g、昆布 15g、贝母 15g、半夏 10g、青皮 6g、陈皮 10g、当归 15g、川芎 10g、连翘 10g 制成粉剂，每日早、晚饭前取 10g，以 200mL 饮用水煮沸后，待冷却至室温服用。

（二）针灸

针灸频率：每周 2 次。

针灸选穴：中脘、关元、天枢、章门、京门、内关、太渊、丰隆、三阴交。

针刺手法：中脘、天枢采用强刺激后留针，关元、章门、京门、太渊用补法，三阴交、内关平补平泻，丰隆强刺激用补法。

（三）特定电磁波治疗仪治疗

治疗频率：每周 2 次；治疗时长：每次 30min；方法：预热，将需要治疗的部位暴露，将治疗仪移至床旁，将治疗微波探头放置在离治疗部位 20cm 的位置进行治疗。

本治疗选择以关元作为治疗部位。

治疗 1 个月后，患者不适感消失，停用针刺和特定电磁波治疗，单口服中药，3 个月后复查 B 超，甲状腺结节无增大反缩小，最大者直径为 2cm。患者有一系列甲状腺功能减退的症状，脉沉取无力，说明疾患以虚损为主，故人参用至 20g 大补元气，又有症瘕积聚，配青皮、陈皮、桔梗理气，海藻、昆布软坚散结，茯苓、白术健脾祛湿，半夏、贝母祛湿化痰以消结聚，当归、川芎活血养血，肝体阴用阳，加白芍以柔肝养肝，连翘性寒制约他药的辛温之性，还能清洁体内沉积的毒素。针刺时丰隆为治疗本病的要穴，其为足阳明胃经穴位，胃经浊气在此沉降，既可以升清降浊治疗厌食，又可以化痰散结。关元为小肠募穴，通过改善小肠吸收功能调理脏腑，为调节整体免疫机制的要穴，结合特定电磁波治疗改善人体内环境、促进血液微循环，起振奋元气、温煦阳气的治疗作用，相互结合故收效特快。

二十、顽固性偏头痛

患者：女性，25 岁，苏黎世理工大学学生。

初诊：2012 年春天。

主诉：偏头痛 1 年余，加重 3 天。

现病史：患者偏头痛 1 年余，在苏黎世家庭医生处确诊，并间断服用止痛药物，经朋友介绍到我诊所看中医。偏头痛呈间断性钝痛，偶伴有头部昏沉感，记忆力减退，鼻塞，睡眠和生活质量都受影响。月经规律，经量可，食欲尚可，口干渴，夜梦多，二便调，舌质淡红、边有齿痕、苔白腻，脉细涩。两侧鼻窦处有压痛，未发现异常。

中医诊断：偏头痛，鼻鼽。

西医诊断：偏头痛，慢性鼻窦炎。

辨证：血虚致瘀、致痛。

治则：养血活血、化瘀止痛。

治法：柔肝健脾科研方加辛夷鼻炎丸，针灸，特定电磁波治疗仪治疗。

（一）柔肝健脾科研方加辛夷鼻炎丸口服

组成：人参 10g、茯苓 9g、白术 9g、桔梗 9g、白芍 15g、苍耳子 12g、白芷 10g、菊花 12g、薄荷 9g、板蓝根 15g、藿香 10g、鹅不食草 12g、防风 9g、鱼腥草 30g、辛夷花 10g 制成粉剂，每日早、晚饭前各取 8g，以 200mL 饮用水煮沸后，待冷却至室温服用。

（二）针灸

针灸频率：每周 2 次。

针灸选穴：中脘、关元、合谷、太冲、百会、头维、率骨、迎香、血海。

（三）特定电磁波治疗仪治疗

治疗频率：每周 2 次；治疗时长：每次 30min；方法：预热，将需要治疗的部位暴露，将治疗仪移至床旁，将治疗微波探头放置在离治疗部位 20cm 的位置进行治疗。

本治疗选择以关元作为治疗部位。

除上述治疗外，嘱患者每晚睡前用温毛巾热敷鼻部，经 1 个月治疗，患者症状明显改善。患者还说她的思维都变敏捷了。

第十六章　柔肝健脾相关的中医适宜技术

第一节　针　灸

一、针灸选穴

选穴以脾、胃、肝、胆、膀胱经，以及任、督二脉为主要经络。

（一）协定组方

第一组：中脘、关元、章门、京门、三阴交、足三里。

第二组：肝俞、脾俞、光明、太白、百会。

两组间根据患者要选择的体位进行选取，功能上无差异。

刺法根据四诊所得采用"寒则补之，留针或多灸；热则泄之，泻针出气或水针"。

（二）功效

调补肝脾、益气养血。

（三）适应证

胃脘痛、腹胀、呕吐、呃逆、翻胃、吞酸、纳呆、背腹不适、肢体瘫痪或挛急、慢性腹泻、嗳气、食欲不振、乏力、抑郁、失眠健忘、月经失调、四肢厥逆、痞积、膨隆、黄疸、肠鸣、泄痢、便秘、便血、胁下坚痛、虚劳、哮喘、头痛、失眠、惊悸、怔忡、脏躁、癫狂、痫症、产后血晕、放化疗的副作用预防和治疗。

二、组方中穴位个论

（一）中脘（国际代码 RN12 ）

1. 别名

胃脘穴、大仓穴、太仓穴、上纪穴。

2. 穴位取穴要点

上腹部，前正中线上，脐上 4 寸。

局部解剖：位于腹白线上，深部为胃幽门部，有腹壁上动静脉，有第 7、8 肋间神经前皮支的内侧支。

所在经络：任脉，是手太阳、少阳、足阳明与任脉交会之所。

穴义：胃之募穴、八会穴之腑会；任脉的地部经水由此向下行。

3. 穴位功效

健脾和胃、消谷化积。

4. 适应证

胃脘痛、腹胀、呕吐、呃逆、翻胃、吞酸、纳呆、食不化、疳积、膨隆、黄疸、肠鸣、泄痢、便秘、便血、胁下坚痛、虚劳吐血、哮喘、头痛、失眠、惊悸、怔忡、脏躁、癫狂、痫症、尸厥、惊风、产后血晕。

5. 针刺操作手法

直刺 0.5 ～ 1.0 寸；可灸。

（二）关元（国际代码 RN4 ）

1. 别名

三结交、丹田、大中极、下纪穴。

2. 穴位取穴要点

下腹部，前正中线上，脐下 3 寸。

局部解剖：位于腹白线上，下腹部，有腹壁浅动、静脉和腹壁浅动、静脉分支，深部有第 12 肋间神经前皮支的内侧支。

所在经络：任脉，是足三阴经与任脉交会之所。

穴义：小肠的募穴，八会穴之气会；小肠之气结聚此穴，并经此穴转输皮部。

3. 功效

益气固脱、回阳救逆。

4.适应证

中风脱症、肾虚气喘、遗精、阳痿、泄泻、疝气、遗尿、淋浊、尿频、尿血、月经不调、经痛、经闭、带下、崩漏、腹痛、痢疾。

5.针刺操作手法

直刺 1.0～1.5 寸；可灸。

（三）章门（国际代码 RL13）

1.别名

长平穴、季胁、季肋穴、后章门穴。

2.穴位取穴要点

侧腹部，正坐或正立，屈肘合腋，肘尖所指处，第 11 肋的游离端。

局部解剖：有腹内外斜肌、腹横肌；有肋间动脉末支；有第 10、11 肋间神经；右侧肝脏下缘、左侧当脾脏下缘。

所在经络：足厥阴肝经，与足少阳交会之所。

穴义：脾之募穴，八会穴之脏会；肝经的强劲风气在此风停气息。也是少阳与厥阴的交会处。

3.功效

疏肝健脾、化积消滞。

4.适应证

腹痛、腹胀、胁痛、呕吐、呃逆、翻胃、吞酸、纳呆、食不化、痞积、膨隆、黄疸、肠鸣、泄痢、便秘、便血、胁下坚痛、头痛、失眠、惊悸、怔忡、痞块、腰脊酸痛。

5.针刺操作手法

斜刺 0.5～0.8 寸；可灸。

（四）京门（国际代码 GB25）

1.别名

气府穴、气俞穴。

2.穴位取穴要点

侧腰部，第 12 肋的游离端。

局部解剖：有腹内外斜肌、腹横肌；有肋间动脉末支；有第 11 肋间神经；右侧肝脏下缘、左侧当脾脏下缘。

所在经络：足少阳胆经，与足少阳交会之所。

穴义：肾之募穴。天之下部寒冷水气在此聚集，即地之上部水湿云气的汇聚之所。

3.功效

疏肝利胆、理气止痛。

4.适应证

腹胀、肠鸣、泄痢、腰胁痛、水肿、小腹痛、里急后重、失眠、惊悸、怔忡、小便黄。

5.针刺操作手法

直刺 0.5 ～ 0.8 寸；可灸。

（五）三阴交（国际代码 SP6）

1.别名

承命、下之三里、太阴。

2.穴位取穴要点

小腿部，内踝直上 3 寸，胫骨后缘。即内踝上四横指胫骨后缘凹陷处。

局部解剖：有小腿内侧皮神经，深层后方为胫神经，有大隐静脉和胫动、静脉。

所在经络：足太阴脾经，是足厥阴、少阴和太阴经交会之所。

穴义：会穴，足三阴经的经气血在此交会，气血重组后再分流。

3.功效

滋阴益气、理气止痛、消水利肿。

4.适应证

脾胃虚弱引起的腹痛、腹胀、吞酸、纳呆、食不化、疳积、肠鸣、泄痢、尿潴留、尿失禁、疝气、痛经、带下、阴痒、难产、早产、阴挺、遗精、阳痿、惊风、产后血晕、脏躁、失眠等。

5.针刺操作手法

直刺 1.0 ～ 1.15 寸；可灸。

注意事项：孕妇禁针。

（六）足三里（国际代码 ST36）

1.别名

鬼邪、下三里。

2.穴位取穴要点

膝外侧下缘，胫骨前嵴凹陷处；膝盖骨外侧下方凹陷向下四横指。

局部解剖：在胫骨前肌与趾长伸肌之间，有胫前动、静脉；为腓骨外侧皮神经及隐神经的皮支分布处，深层当腓深神经。

所在经络：足阳明胃经。

穴义：足阳明经的合穴，胃经气血在此形成较大的气血场。

3. 功效

健脾和胃，理气止痛。

4. 适应证

胃脘痛、腹胀、呕吐、呃逆、翻胃、吞酸、纳呆、食不化、痞积、膨隆、黄疸、肠鸣、泄痢、便秘、便血、虚劳吐血、哮喘、头痛、失眠、惊悸、怔忡、脏躁、癫狂、痫症、尸厥、惊风、下肢不遂、肥胖、关节疼痛、牙痛、口臭。

5. 针刺操作手法

直刺 0.5～1.5 寸；可灸。

（七）肝俞（国际代码 BL18）

1. 穴位取穴要点

背部，第 9 胸椎棘突下左右俞线上；即第 9 胸椎棘突下，左右二指宽。

局部解剖：下方有背阔肌、斜方肌、骶棘肌；有第 9 肋间和肋下动、静脉，布有第 9、10 胸神经后支的内侧皮支，深层为外侧支。

所在经络：膀胱经脉，是肝的背俞穴。

穴义：指肝经的水湿风气由此外输膀胱经。

2. 功效

疏肝利胆、理气止痛。

3. 适应证

胃脘痛、腹胀、呕吐、呃逆、翻胃、吞酸、纳呆、食不化、痞积、膨隆、黄疸、肠鸣、泄痢、便秘、便血、胁下坚痛、虚劳吐血、哮喘、头痛、失眠、惊悸、怔忡、脏躁、癫狂、痫症、尸厥、惊风、腰腿乏力、产后血晕。

4. 针刺操作手法

直刺 0.5～0.8 寸；可灸。

注意事项：针刺不可过深，避免导致气胸。

（八）脾俞（国际代码 BL20）

1. 别名

胃脘穴、大仓穴、太仓穴、上纪穴。

2.穴位取穴要点

背部，第 11 胸椎棘突下左右俞线上；即第 11 胸椎棘突下，左右二指宽。

局部解剖：在背阔肌、最长肌和髂肋肌之间；有第 11 肋间和肋下动、静脉的分支，布有第 11、12 胸神经后支的皮支，深层为第 11、12 胸神经后支的肌支。

所在经络：膀胱经，是手太阳、少阳、足阳明与任脉交会之所。

穴义：位于足太阳膀胱经上，是足太阳膀胱经循行路线上的背俞穴，脾经的水湿之气由此外输膀胱经。

3.功效

利湿升清、健脾和胃、益气壮阳。

4.适应证

腹胀、腹痛、胃出血、呕吐、噎膈、泄泻、便秘、便血、头痛、失眠、背痛、带下、崩漏、月经过多、头晕、腰腿乏力。

5.针刺操作手法

斜刺 0.5 ～ 0.8 寸；可灸。

（九）百会（国际代码 DU20）

1.别名

顶中央穴、三阳五会穴、天满穴、天蒲穴、巅上穴。

2.穴位取穴要点

头顶部，前后正中线与两耳尖连线交叉处。

局部解剖：帽状筋膜中，有左右颞浅动、静脉及左右枕动、静脉吻合网，有枕大神经和额神经分支。

所在经络：督脉，督脉与足太阳膀胱经会穴。

穴义：本穴的物质由手足三阳经的阳气汇聚而成，督脉与足太阳膀胱经传入的物质为多。

3.功效

升阳举陷、益气固脱。

4.适应证

头痛、失眠、眩晕、厥逆、突然不省人事、焦虑、抑郁、各种失血。

5.针刺操作手法

平刺 0.5 ～ 0.8 寸；可灸。

（十）光明（国际代码 GB37）

1.穴位取穴要点

小腿外侧部，外踝尖上 5 寸，腓骨前缘。

局部解剖：位于腹白线上，深部为胃幽门部，有腹壁上动、静脉，有第 7、8 肋间神经前皮支的内侧支。

所在经络：足少阳胆经，是手太阳、足少阳、足阳明与任脉交会之所。

穴义：足少阳胆经的络穴，联络胆经的各部气血；胆经的气血至此变为纯阳之品。

2.功效

利湿升阳、明目利胆。

3.适应证

偏头痛、近视、腹胀、乳部胀痛、膝痛、小腿酸痛、失眠、惊悸、怔忡、脏躁、下肢痿痹、白内障。

4.针刺操作手法

直刺 0.5～0.8 寸；可灸。

（十一）太白（国际代码 SP3）

1.别名

大白穴。

2.穴位取穴要点

足部，足大趾本节后赤白肉际之间。

局部解剖：位于足，布有隐神经和腓神经分支；足背静脉网，足底内侧动脉与跗内侧动脉分支。

所在经络：足太阴脾经，是足太阴脾经的原穴、输穴。

穴义：脾经的水湿云气在此吸热蒸升，化为肺金之气。

3.功效

健脾益气、止泻止咳。

4.适应证

湿疹、胃脘痛、腹胀、呕吐、呃逆、翻胃、吞酸、纳呆、食不化、疳积、便秘、便血、脚气、头痛、失眠、崩漏、体重节痛。

5.针刺操作手法

直刺 0.5～0.8 寸；可灸。

第二节 按 摩

本书按照按摩手法、形式分为三类进行论述。

一、点穴按摩

（一）使用范围

适用于小儿或年老体虚不能耐受针刺者，或疾病初起时的保健防病。

（二）选择穴位

选穴以脾、胃、肝、胆、膀胱经，以及任、督二脉为主要经络。

主穴：

第一组：中脘、关元、章门、京门、天枢。

第二组：肝俞、胆俞、脾俞、胃俞、肾俞。

两组间根据患者体位选取，功能上无差异。

刺法根据四诊所得采用"寒则补之，留针或多灸；热则泻之，泻针出气或水针"。

（三）点揉方法

按针灸取穴原则，用示指指肚或拇指指肚在穴位上点按或揉搓，根据病情需要实施补泻。轻点轻按或轻揉轻搓慢频率为补，重点重按或重揉重搓快频率为泻。

（四）功效

调补肝脾、益气养血。

（五）适应证

腹胀、呕吐、呃逆、翻胃、吞酸、纳呆、背腹不适、肢体瘫痪或挛急、慢性腹泻、嗳气、食欲不振、乏力、抑郁、失眠健忘、月经失调、四肢厥逆、疳积、膨隆、黄疸、偏头痛、近视、乳部胀痛、膝痛、小腿酸痛、失眠、惊悸、怔忡、脏躁、下肢痿痹、小儿生长痛。

（六）禁忌

皮肤破损处禁按。

二、经络推拿

（一）使用范围

适用于中医爱好者、体验者、小儿或年老体虚不能耐受针刺者，或疾病初起时保健防病的患者。

（二）选择经络

各经均可做经络按摩，本柔肝健脾法多选脾、胃、肝、胆、肾、膀胱经，以及任、督二脉为主要经络。

（三）实施手法

根据病情选择补泻手法，顺经络方向为补，逆经络方向为泻。可直接沿着经络走行推，也可以按照本经的穴位顺序点穴。

（四）功效

舒筋通络、化瘀止痛。

（五）适应证

多用于疼痛的治疗及慢性疾病的治疗，应用范围广，禁忌证少。

（六）禁忌

皮肤破损处禁按。

三、运动按摩（运动养生）

（一）使用范围

适用于各种能行走的人群，以及需要治疗的慢性疾病患者，其具有健康的愿望，可主动进行自身保健。

（二）方法

走路时以脚的拇指尖至其他各脚趾尖落地，接着各脚趾关节至足底至足跟完全落地。起步时自足跟至足底至各脚趾关节至小拇指尖至大拇指尖抬起，这样足趾、足底、足跟的各个穴位均得以被动按摩，足三阴和足三阳六条经络起止于足、络于身。通过被动的按摩可以启动各经络的生理功能以达到防病治病的目的。

（三）现代科学依据

在《Nature Reviews Immunology》杂志中一份来自英国的研究揭示：骨骼肌除了运动功能外还具有调节免疫的功能，在运动时可以分泌细胞因子，如IL-6，IL-6参与多种细胞的生长、分化和功能调节，其在炎症和免疫反应中具有重要作用，能刺激肾上腺分泌皮质素，是机体－神经－内分泌调节因子，所以运动可增强免疫力。

（四）禁忌

对偏瘫或步态不稳者不宜应用。

第三节　泥　灸

一、灸泥的准备

将柔肝健脾科研方制成粉剂，加适当食盐、食用醋（无香精添加为宜）、饮用（带离子）水，制成泥状装入保鲜盒备用。每剂可用 1～5 次，4℃以下保质期为 1 个月。使用时自冰箱取出用微波炉加热至略高于体温即可。

二、泥灸的治疗方法

暴露需要治疗的部位，用于柔肝健脾则以腹部和背部泥灸为佳。根据患者的病情选择具体部位：如以呃逆、泛酸、嗳气、食欲不振为主则选择上腹部，上腹部以中脘为中心敷灸泥；背部选择以脾俞和肝俞连线形成的区域为中心敷灸泥，可背、腹交替，可根据患者喜好选一侧。如患者泄泻、乏力、抑郁、疼痛或失眠健忘则以下腹部为主，以关元穴位为中心敷灸泥。背部以关元俞和肾俞连线形成的区域为中心敷灸泥。可在局部加温保持 36～38℃为佳。

三、泥灸的治疗时间

（一）敷熨时间

30～45min 为宜。

（二）泥灸的治疗频率

每周 1～2 次。一年四季均可使用。

四、泥灸的适应证

呃逆、泛酸、嗳气、食欲不振、腹胀、鼓胀、水肿、泄泻、乏力、抑郁、各种疼痛或失眠健忘、四肢拘挛、厥证、痹症、霍乱、痞结、腰膝酸软等相关病症。

五、泥灸作用原理

（一）借热助阳

《黄帝内经·灵枢·刺节真邪》曰："治厥者，必先熨，调和其经，掌与腋，肘与脚，项与脊，以调之，火气已通，血脉乃行。"借助热力，温壮阳气。

（二）物质交换

泥灸过程借助皮肤毛窍即汗孔的渗透力，使灸泥中的各种微量元素和有效多糖及氨基酸进入人体内，使体内的病邪如寒湿、痰浊等渗透到体外，使身体功能恢复"正气存内"的状态，从而百病不生。

（三）开门驱邪

泥灸过程中腧穴、腠理开放促使经络能量的运行，实现"通则不痛"的状态。

六、泥灸的使用禁忌

（一）禁忌部位

禁止使用泥灸直接掩覆头面部和前后二阴。禁止使用泥灸直接掩覆伤口处、皮肤破溃处。

（二）禁忌人群

对泥灸药物任何一种成分过敏者禁止使用。

第四节 拔 罐

一、拔罐技术

可以采用真空拔罐或火罐，对火罐的记载最早见于《五十二病方》，利用火的温度形成负压，其作用基础也是负压和温热。机理是疏风除湿散寒、活血通络、行气止痛、消肿散结。

二、拔罐的选穴

选择身体可针灸的穴位，此选穴原理与针灸取穴原理相同，也可根据病情需要局部选穴。

三、拔罐的注意事项

（一）部位

适用于除五官、二阴、肚脐即神阙穴外的任何局部平整的位置，皮肤有损伤处不可拔罐。

（二）个数

一次不宜超过 10 个罐。

（三）时间

（1）留罐时间：10～15min 为宜，过长会出现水疱。（水疱小的不需要处理，大的需要用消毒后的针捅破，将内部的液体放出，用消毒后的敷料包扎，避免感染。）

（2）拔罐后 2h 内不可洗澡。

（3）需要再次拔罐者最好间隔 1 天时间。

（4）疗程：3～5 次为 1 个疗程。

（四）拔罐的适应证

（1）脾胃虚弱引起的感冒。

（2）风、寒、湿引起的肌肉、关节疼痛。

（3）咳嗽、哮喘、咽喉部疼痛。

（4）中风偏瘫、半身不遂、痿痹。

（5）带状疱疹、痈毒。

（五）拔罐的禁忌

（1）老年体虚者不宜拔罐。

（2）有心脏病、癫痫、白血病、出血性倾向的疾病、皮肤严重过敏者不宜拔罐。

第五节　特定电磁波治疗仪的应用

一、特定电磁波治疗方法

接通电源，预热，将需要治疗的部位暴露，将治疗仪移至床旁，将治疗微波探头放置在离治疗部位约 30cm 的位置进行治疗。注意距离过小会灼伤照射局部的皮肤，或局部深层的组织，在治疗过程中应定时巡查。

二、特定电磁波的治疗时间

（一）特定电磁波治疗仪治疗频率

每周 1 ～ 2 次。

（二）特定电磁波治疗时长

每次预热后治疗 30 ～ 60min，病情轻，病程短，30min 即可；病程长，病情重则需 60min。

（三）特定电磁波治疗的疗程

以 8 ～ 10 次为 1 个疗程，病情需要时一疗程完成后可不间断进入下一疗程。

三、特定电磁波治疗部位

除双眼、会阴外其他部位均可根据病情辨证作为目标治疗部位。注意头面部因血运丰富要选择较低温度，或设置仪器距离目标位置大于 30cm。头面部治疗时最好用遮眼罩罩住双眼。

四、特定电磁波治疗仪的特性

具有适用广泛、操作简便、疗效显著、使用安全、结构合理、性能可靠等特点，已被越来越多的使用者所接受和了解，并且被广泛推广应用于临床治疗、家庭医疗保健等方面。那么，特定电磁波治疗仪无论结构怎样，是台式、立式还是其他形式，都具有基本相同的功效。

五、特定电磁波治疗仪治疗的功效

通过热、磁的作用增强人体本身的调理能力及免疫力，促进人体新陈代谢，具有消炎、消肿、止痛、缓解失眠、活血化瘀、促进上皮细胞成长等效果。

六、特定电磁波治疗仪工作原理

磁与电有着密切的联系。交变电场的周围必定有交变磁场存在，反之，动磁场的周围也必定有电场存在，即电生磁，磁生电。

磁场可分为恒磁场、动磁场、脉动磁场及交变磁场等。无论是何种磁场都能对机体产生影响。当磁场作用于人体时，可使人体内产生微电流。因为人体中含有 K^+、Na^+、Ca^{2+}、Mg^{2+}、Zn^{2+} 等多种无机盐和离子，而血管和淋巴管中的液体可看作流动着的导体，即使在静磁场中，这种运动着的导体切割磁力线，也可在体内产生微电流。在动磁场中，磁力线则切割血管、淋巴管等导体，同样可产生微电流，对人体产生治疗作用。

（3）电生理研究发现，人体内有肌电流、脑电流、心电流及经络穴位的生物电流。这些生物电奠定了产生生物磁场的基础。随着电子或离子的运动，在人的心、脑、肌肉等处都有微弱磁场的存在，这就是电动生磁。人体内的电磁过程与生理功能有着密切的关系，当电磁过程由于内外因素的干扰而失去其平衡后，就会影响生理功能。在外加磁场作用下，体内电子或离子的运动速度和方向受到影响，引起了生物电质和量的变化，增强了机体的免疫能力，于是抵消了病理因素对机体生理性电磁过程的干扰，达到治疗疾病的目的。

七、特定电磁波治疗仪的使用范围

各种疼痛、背腹不适、肢体瘫痪或挛急、慢性腹泻、呃逆、泛酸、嗳气、食欲不振、泄泻、乏力、抑郁、失眠健忘、月经失调、四肢厥逆等，根据不同疾病选择不同的治疗部位。

八、特定电磁波治疗仪的使用禁忌

（1）孕妇禁止使用特定电磁波治疗仪照射下腹部与腰骶部。

（2）禁止使用特定电磁波治疗仪直接照射眼部。

（3）急性炎症早期慎用特定电磁波治疗仪照射，以免局部温度过高而使炎症加剧扩散。

（4）烫伤、烧伤的创面禁止使用特定电磁波治疗仪照射治疗。

（5）感染化脓的创面需清理创面后方可照射，以免形成败血症。

参考文献

[1] 太平惠民和剂局.太平惠民和剂局方[M].北京：人民卫生出版社，2007.

[2] 吴昆.医方考[M].北京：中国中医药出版社，2007.

[3] 汪昂.医方集解[M].北京：人民卫生出版社，2006.

[4] 王子接.绛雪园古方选注[M].北京：中国中医药出版社，2007.

[5] 彭有才，蔡辉，庞小芬，等.四君子汤合剂治疗老年人食欲减退疗效观察[J].
现代医药卫生，2004，20（21）：2281.

[6] 池小仙，余云龙.四君子汤治疗肠易激综合征42例[J].基层医学论坛，
2008，12（34）：1137-1138.

[7] 张斌.四君子合剂治疗糖尿病胃轻瘫46例疗效观察[J].新医学导刊，2009，8
（6）：74.

[8] 郭四红，张羽.四君子合剂辅佐治疗婴幼儿腹泻的疗效观察[J].中华现代儿科
学杂志，2005，2（4）：365.

[9] 彭成，万丽，余成浩，等.四君子汤现代研究与应用[M].北京:人民卫生出版社,
2012.

[10] 夏绍军.四君子汤与西药治疗胃癌前病变疗效比较[J].安徽中医临床杂志,
1998（4）：194-195.

[11] 黄智芬，刘俊波，黎汉忠.柴芍四君子汤合西药治疗肝癌疼痛30例[J].中国
中西医结合消化杂志，2004，12（5）：297-298.

[12] 席蓓莉，吴军，王明艳.4种方药对环磷酰胺致小鼠毒副作用保护机理的探
讨[J].南京中医药大学学报，2007（4）：254.

[13] 赵凤鸣，王明艳，吴丽丽，等.四君子汤六味地黄汤抗突变作用机理的实验
研究[J].中医药学刊，2003，21（2）：231-235.

[14] 严洁.四君子汤对^{60}Co照射小鼠免疫功能的影响[D].北京：北京中医药大学，
1999.

[15] 吴鹰杨.应用中药复方治愈肺结核[J].福建中医药，1959（1）：39.

[16] 杨冬花，李家邦，郑爱华，等.脾气虚证模型鼠的Th_1/Th_2细胞因子的失衡
以及四君子汤的干预作用[J].中国医师杂志，2004，6（2）：181-183.

[17] 王群，朱春江，彭娟．四君子合剂佐治小儿缺铁性贫血疗效观察 [J]. 医学理论与实践，2006，19（3）：260–261.

[18] 周方，贾竑晓，唐永怡，等．四君子汤治疗精神分裂症记忆损害的临床观察 [J]. 首都医科大学学报，2008，29（4）：428–430.

[19] 单进军，杨瑞，张新庄，等．桔梗汤止咳祛痰的网络药理学研究 [J]. 中草药，2018，49（15）：3504–3508.

[20] 沈国伟，许丽羚．桔梗汤加味治疗放射性食管炎 128 例疗效报告 [J]. 天津中医，1996，13（6）：18.

[21] 李茯梅，曹清平，卢新华．仲景"桔梗汤"的药理研究 [J]. 湖南中医学院学报，1993（3）：46–47.

[22] 郑秀琴．桔梗汤治疗支气管扩张随机平行对照研究 [J]. 实用中医内科杂志，2014（2）：48–49.

[23] 我妻惠．桔梗汤对糖耐量的影响 [J]. 汉方的最新治疗，2001，10（3）：253–256.

[24] 宋杨，齐云，刘彬，等．甘草桔梗皂苷对酪氨酸酶抑制的合并效应研究 [J]. 中国实验方剂学杂志，2007，13（3）：7–10.

[25] 许树才．芍药甘草汤对晚期癌症患者临床疗效观察 [J]. 辽宁中医药大学学报，2016（6）：183.

[26] 张颖，柯尊记，杨坚，等．芍药甘草汤及其活性成分的脑保护作用机制研究概述 [J]. 现代生物医学进展，2014（34）：6773–6777.

[27] 王新瑞．芍药甘草汤的药理研究进展 [J]. 山西医药杂志，2002（4）：308–309.

[28] 甘平平．芍药甘草汤质控和药动学及对紫杉醇药动学影响的实验研究 [D]. 长沙：中南大学，2011.

[29] 宋齐．人参化学成分和药理作用研究进展 [J]. 人参研究，2017（2）：47–55.

[30] 朱春燕，张旭，叶丽红．人参皂苷 Rd 的抗癌机制研究进展 [J]. 中医药学报，2014，42（2）：81–83.

[31] 姜新，曲亚勤，贾晓晶，等．人参皂苷 Rg3 抑制 B16 黑色素瘤生长和诱导凋亡的实验研究 [J]. 中国实验诊断学，2016，10（6）：593–594.

[32] 黄京子，金香顺，董明新，等．人参皂苷 Rg3 在非小细胞肺癌放疗中增敏作用的实验研究 [J]. 实用肿瘤学杂志，2010，24（3）：264–267.

[33] 李博，于庭，徐继杰．人参皂甙 Rg3 对乳腺癌细胞（MCF-7）表达金属蛋白

酶 2、9（MMP-2，MMP-9）的影响 [J]. 中国实验诊断学，2005，9（4）：539-540.

[34] 李爱红，柯开富，吴小梅，等 . 人参皂苷 Rb1、Rb3、Rg1 对培养皮层神经细胞的抗缺血效应及其机制 [J]. 中风与神经疾病杂志，2004，21（3）：231-233.

[35] 王莹，马莉，裴素萍，等 . 人参皂苷 Rg1 抗疲劳作用实验研究 [C]// 中国中西医结合学会 . 第六届全国中西医结合营养学术会议论文资料汇编 . 重庆：中国中西医结合学会营养学专业委员会，2015：80-82.

[36] 高键，吕邵娃 . 人参化学成分及药理作用研究进展 [J]. 中医药导报，2021，27（1）：126-127.

[37] 段贤春，汪永忠，居靖，等 . 人参炔醇研究进展 [J]. 安徽医药，2008（1）：1-3.

[38] 王庭富，孟正木 . 人参皂苷 Rg3 对免疫功能的影响 [J]. 中国药科大学学报，1999，30（2）：133-135.

[39] 窦德强，靳玲，陈英杰 . 人参的化学成分及药理活性的研究进展与展望 [J]. 沈阳药科大学学报，1999，16（2）：151-156.

[40] 尚文斌，杨颖，姜博仁，等 . 人参皂苷 Rb1 促进 3T3-L1 脂肪细胞分化并抑制脂解 [J]. 中华内分泌代谢杂志，2007，23（3）：258-263.

[41] 崔鹤荣，王睿林，郭文博，等 . 茯苓的化学成分、药理作用及临床应用研究进展 [J]. 西北药学杂志，2019，5（34）：694-699.

[42] 刘可人，杨雪枫，吴士良，等 . 茯苓多糖对受照射白血病 K562 细胞 N-乙酰氨基半乳糖转移酶 -9 和自由基等的影响 [J]. 中国中西医结合杂志，2005，25（S1）：94-95.

[43] 杨勇，杨宏新，闫晓红 . 羧甲基茯苓多糖抗小鼠白血病凋亡药理学研究 [J]. 肿瘤研究与临床，2005，17（2）：83-85.

[44] 刘林，霍志斐，史树堂，等 . 茯苓多糖的药理作用概述 [J]. 河北中医，2010，32（9）：1427-1428.

[45] 何前松，孟庆华，冯泳，等 . 小半夏加茯苓颗粒对胃癌 SCC-7901 细胞增殖和凋亡的影响 [J]. 陕西中医学院学报，2010，36（6）：67-69.

[46] 候安继，陈腾云，彭施萍，等 . 茯苓多糖抗衰老作用研究 [J]. 中药药理与临床，2004，20（3）：10-11.

[47] 孙博光，邱世翠，李波青，等 . 茯苓的体外抑菌作用研究 [J]. 时针国医国药，2003，14（7）：394-395.

[48] 汪电雷，陈卫东，徐先祥 . 茯苓总三萜的抗炎作用研究 [J]. 安徽医药，2009，13（9）：1021-1022.

[49] 陈宏，曾凡波，雷学峰，等.茯苓多糖的抗肿瘤及其机理的研究 [J]. 中药药理与临床，1995（2）：239-244.

[50] 段会平，侯安继，陆付耳，等.羧基茯苓多糖对 HBV 转染细胞表达功能影响的实验研究 [J]. 中华实验和临床病毒学杂志，2005，19（3）：290-292.

[51] 张秀军，徐俭，林志彬.羧甲基茯苓多糖对小鼠免疫功能的影响 [J]. 中国药学杂志，2002，37（12）：913-914.

[52] 张琴琴，王明正，王华坤，等.茯苓总三萜抗惊厥作用的实验研究 [J]. 中西医结合心脑血管病杂志，2009，13（9）：1021-1022.

[53] 王海峰.茯苓的现代研究进展 [J]. 社区医学杂志，2011，12（9）：44-45.

[54] 张晓娟，左冬冬.白术化学成分及药理作用研究新进展 [J]. 中医药信息，2018，35（6）：101-106.

[55] 陈华萍，吴万征.白术的研究进展 [J]. 广东药学，2002，12（5）：19-21.

[56] 陈远.白术内酯 I 抑制胃癌 MGC-803 细胞增殖的机制 [J]. 中国老年学杂志，2017，37（10）：2385-2387.

[57] 郑广娟.白术对小鼠 S_{180} 肉瘤的抑瘤作用及肿瘤凋亡相关基因 bcl-2 表达的影响 [J]. 生物医学工程研究，2003，22（3）：48-50.

[58] 郑天珍，李伟，瞿颂义.枳实、白术对大鼠离体胃各部位平滑肌条的作用 [J]. 甘肃科学学报，1998，10（3）：65-68.

[59] 唐琪晶，陈素红，潘丹丹，等.白术精提物对代谢性高脂血症大鼠的药效及机制研究 [J]. 中国中药杂志，2015，40（9）：1803-1807.

[60] 殷静先.白术的药理研究进展 [J]. 时针国医国药，2000，11（6）：572.

[61] 陈琴华，余飞，王红梅，等.白术内酯 I、II、III 对炎性巨噬细胞因子表达的影响 [J]. 中国药师，2017，20（12）：2112-2116.

[62] 陈一竹，杨文龙，郭玲玉，等.白术内酯 III 抗血小板作用及对血小板中蛋白激酶 B 磷酸化水平的影响 [J]. 中国医药导报，2016，13（11）：18-21.

[63] 毛俊浩.白术多糖对小鼠淋巴细胞功能的调节 [J]. 免疫学杂志，1996，12（4）：233-256.

[64] 赵桂芝，浦锦宝，周杰，等.白术醇提物的抗炎镇痛活性研究 [J]. 中国现代应用药学，2016，33（12）：1507-1512.

[65] 刘育辰，陈有根，王丹，等.甘草化学成分研究 [J]. 药物分析杂志，2011，7（12）：1251-1255.

[66] ZOU K, ZHAO YY, FU N W. Antioxidant constituents from G. inflata Bat.root [J]. Chin Pharm Sci, 2006, 5（4）：182-185.

[67] 张世族，周翌晴，刘艳，等.甘草黄酮诱导肝癌SMMC–7721细胞凋亡及
其对相关蛋白survivin表达的影响[J].南京医科大学学报（自然科学版），
2008，28（3）：76–77.

[68] 王元，瞿彩云，彭雪晶.甘草及其衍生物药理作用的研究新进展[J].甘肃医药，
2011，30（7）：398–401.

[69] 孙芸，阿依努尔·吾买尔，燕雪花，等.甘草黄酮的提取方法及药理作用研
究进展[J].新疆中医药，2009，27（1）：72–75.

[70] 赵云生，毛福英，赵启鹏，等.甘草多糖抗炎与抗胃溃疡作用研究[J].亚太传
统医学，2015，11（9）：12–14.

[71] 谢世荣，黄彩云，杨静娴，等.甘草黄酮抗实验性心律失常的作用[J].基础
医学与临床，1998，2（12）：72–74.

[72] 韩军.甘草的药理作用与临床应用价值[J].实用医药杂志，2003，20（8）：17.

[73] 包金凤.甘草次酸药理作用研究进展[J].兰州医学院学报，1994，20（1）：
50–52.

[74] ZHANG Y M，XU X D，HU B H，et al. Isoflavones from GLycyrrhiza eurycrpa [J].
Acta Pharm Sin，1997，32（4）：301–304.

[75] 汪俊韬，于少军，肖炜.复方甘草甜素在肝病领域的临床应用[J].中国药房，
2002，13（8）：22.

[76] 阚周密，蔡原.甘草酸二铵对镉中毒小鼠肝损伤的防护作用[J].天津医药，
2007，35（5）：361–362.

[77] 张利.甘草的药理作用及现代研究进展[J].中医临床研究，2014，6（10）：
147–148.

[78] LEE S E，HWANG H J，HA J S，et al. Screening of medicinal plant extracts for
antioxidant activity [J]. Life Science，2003，73：167–179.

[79] 贾琳，陆金键，卢德赵，等.桔梗多糖的分离纯化与含量测定[J].中国农业
通报，2011，27（17）：83–86.

[80] 金在久.桔梗的化学成分及药理和临床研究进展[J].时珍国医国药，2007，
28（2）：21–24.

[81] KIM Y S，KIM G S，CHOI S U，et al. Isolation of a new saponin and cytotoxic
effect of saponins from the root of Playcodon grandiflorum on humantumor cell lines
[J]. Planta Med，2005，71（6）：566–568.

[82] 郭丽，张村，李丽，等.中药桔梗的研究进展[J].中国中医杂志，2007，32（3）：
181–185.

[83] 武博，刘萍.桔梗的现代研究进展[J].中国药物应用与监测，2008，5（2）：48-50.

[84] 郑繁慧，刘文丛，郑毅男，等.桔梗总皂苷与桔梗次皂苷祛痰作用的比较[J].吉林农业大学学报，2011，33（5）：541-544.

[85] JANG M H, KIM W G, KIM E H, et al. Fecter of platycodin grandiflorus on lipopoly saccharide-stimulated production of prostaglandin E2, niyric oxide, and interleukin-8 in mause microglial BV2 cells [J]. J Med Food, 2006, 9（2）：169-174.

[86] 李伟，齐云，王梓，等.桔梗皂苷体外抗瘤活性研究[J].中药药理与临床，2009，25（2）：37-40.

[87] 刘振华，梁波，田景奎，等.桔梗属植物的化学和药理学研究进展[J].亚太传统医药，2006，（7）：59-64.

[88] KIM M O, MOON D O,CHOI Y H,et al. Platycodin D induces mitotic arrest in vitro, Leading to endoreduplication, inhibition and apoptose in leukemia cells [J]. Int J Cancer, 2008, 122（12）：2674-2681.

[89] 李婷,徐文姗,李西文,等.中药桔梗的现代药理研究进展[J].中药药理与临床，2013，29（2）：294-295.

[90] KAMITA K, ZOSHIOKA K. Triterpenoids and flavonodis from paeonia lactiflora [J]. Phytochemistry, 1997, 44（1）：141-144.

[91] 高小荣，田庚元.白芍化学成分研究进展[J].中国新药杂志，2006，15（6）：416-418.

[92] 李岩.白芍及其化学成分的药理研究进展[J].职业与健康，2015，31（15）：2153-2156.

[93] 陈振振,陆洋,杜守颖,等.白芍的药理作用研究进展[C]//中国中医科学院《中国中药杂志》第十届编委会暨中药新产品创制与产业化发展战略研讨高端论坛论文集.杭州：《中国中药杂志》社，2011：409-412.

[94] 王晓明，李付彪，吕文伟，等.白芍总苷对犬急性心肌缺血的保护作用[J].吉林大学学报（医学版），2006，32（3）：393-396.

[95] 郭道华，韦颖梅，王小静，等.白芍总苷对大鼠心肌缺血再灌注损伤保护作用及对 GRP78 表达的影响[J].中西医结合心脑血管病杂志，2010，8（5）：556-558.

[96] 李文艳，黄山君，王瑞.中药白芍的药理作用和质量控制研究进展[J].药学服务与研究，2012，12（2）：118-120.

[97] 王世宏，魏伟，许杜娟，等 . 白芍总苷对 SMMC-7721 肝癌细胞增殖的抑制作用 [J]. 安徽医药，2006，10（1）：8-9.

[98] 王斌，陈敏珠，徐叔云 . 白芍总苷对大鼠腹腔巨噬细胞产生肿瘤坏死因子的调控机制 [J]. 中国药理学通报，1997，13（3）：255-257.

[99] 杨煜，吕文伟，宋瑛士，等 . 白芍总苷抗血栓形成作用 [J]. 中草药，2006，37（7）：1066-1068.

[100] CRUZD D. Testing for auto immunity in humans [J]. Toxicol Lett, 2002, 127（1）: 93-100.

[101] 夏颖，殷志爽，石晨，等 . 白芍提取物及其有效成分抗氧化活性的研究 [J]. 首都医科大学学报，2013，34（1）：120-125.

[102] MILARDOVIE S, LVEKOVIC D, GRABARIC B S. A novel amperometric method for antioxidant activity determination using DPPH free radical [J]. Bioeleetrochem, 2006, 68（2）: 175-180.

[103] 吴修红，胡妮娜，李宝龙，等 . 赤芍与白芍脐中穴给药的药理研究作用比较研究 [J]. 针灸临床杂志，2014，24（5）：54-56.

[104] 王佐，吴正祥，杨久华，等 . 白芍总甙对大鼠实验性结肠炎 Th17 细胞相关因子的作用 [J]. 世界华人消化杂志，2010，18（1）：84-88.

[105] MUELLER L, FROEHLICH K, BOEHN V. Comparative antioxidant activities of carotenoids Measured by ferric reducing antioxidant power （FRAP）, ABTS blenching assay[J]. Food Chem, 2011, 129（1）: 139-148.

[106] 周强，栗占国 . 白芍总苷的药理作用及其在自身免疫性疾病中的应用 [J]. 中国新药与临床杂志，2003，22（11）：687-691.

[107] HOCKENBERY D, NUNEZ G, MILLIMAN C, et.al. bcl-2 is an inner mitochodrial membrane Protein that blocks programmed cell death[J].Nature, 1990, 348（6299）: 334-336.

[108] SHEN L F, CHEN A, MENG C L, et al. Analysis of bcl-2 expression in normal, inflamed, dysplastic nasopharyngeal epithelia, and nasopharygeal carcinoma: association with p53 expression [J]. Humpathol, 1997, 28（5）: 556-562.

[109] 徐云峰，毕铁男，尚贤文 . Bcl-2 蛋白在乳腺癌中的表达及临床意义 [J]. 实用肿瘤学杂志，2004，18（2）：143-144.

[110] 平飞云，黄宏杰，任晓冰 . BMP-2 在颌骨骨肉瘤中的表达及其临床意义 [J]. 实用肿瘤杂志，2004，19（6）：497-499.

[111] LAITINEN M, JORTIKKA L, HALTTUNEN T, et. al. Measurement of total and local bone morphgenetic protein conentration in bonetumours [J]. Int Orthop, 1997, 21: 188-193.

[112] CLEMENT J, STENFAN W, KLAUS H, et al. MCF-7 zeigen in Gegenwart von BMP2 veraenderte migratorische und invasive eingenschaften [J]. Der Onkologie, 2000, 5: 156-157.

[113] BONADONNA G, BRUSAMOLION E, VALAGUSSA P, et al. Combination chemotherpy as an adjuvant treatment in operrable breast cancer[J]. N Engl J Med, 1976, 294: 405-410.

[114] 苑艳娟, 魏昱航, 王向静, 等. 柔肝健脾饮促进 MCF-7 肿瘤细胞株凋亡的机理研究 [J]. 中华实用中西医杂志, 2005, 18（8）: 1193-1196.

[115] TANCINI G, BAUNI S, RESEALDANI R, et al. Analysis of Thelper and suppressor Lyphocyte subsets in relation to the clinical stage of solid neoplasasms [J]. Onkology, 1990, 47（5）: 381-384

[116] KHALIL R Y, KHALIL M M. Flow cytometric study of T-cell subsets in lymphocytic pleural effusions [J]. Cytometry, 1997, 30（4）: 204-205.

[117] TBAKHI A, EDINGER M, MYLES J, et al, Flow cytometrie inmuonophenotyping of non-Hodgkins Lymphomas and related disorders [J]. Cytometry, 1996, 25（2）: 113-114.

[118] 石磊, 谭岩, 刘志强, 等. 虎眼万年青多糖对小鼠免疫功能的调节作用 [J]. 中国免疫学杂志, 2002, 15（11）: 205-206.

[119] 张涛, 徐文方. 以金属蛋白酶 APN/CD13 为靶点的抗癌药物的化学生物学研究 [J]. 中国药物与临床, 2004, 4（9）: 660-664.

[120] JORGEENSEN T, YOGESAN K, SKJIRTEN F, et al. Histopatyological grading and DNA ploidy as prognostic markers in metastic prostatic cancer [J]. British Journal of Cancer, 1997, 77: 1055.

[121] HEIMANN T, ALINEDI C, SAOCERA A, et al. Prognostic signifieance of DNA contenl abnormalities in young patienls with coloretal cancer [J]. Ann Surg, 1989, 210（6）: 792-795.

[122] 中华人民共和国卫生部医政司. 常见恶性肿瘤诊疗规范 [S]. 北京: 中国协和医科大学出版社, 1999.

[123] 格林尼, 配基, 佛来明, 等. AJCC 癌症分期手册 [M]. 沈阳: 辽宁科学技术出版社, 2005.

[124] 潘宏铭, 徐农, 耿宝琴. 肿瘤内科诊治策略 [M]. 上海: 上海科学技术出版社, 2002.

[125] 施恩, 廖晓龙. CD13/APN 生物学功能的研究进展 [J]. 国外医学（输血与血液学分册）, 2005, 23（6）: 504–507.

[126] 吴旭辉. CD13 靶向治疗研究进展 [J]. 癌症进展, 2006（2）: 16–19.

[127] 孙燕. 肿瘤内科学 [M]. 北京: 人民卫生出版社, 2001.

[128] 苑艳娟, 王淑卫, 邢玉敏, 等. 柔肝健脾饮抑制人乳腺癌裸鼠移植瘤增殖的机理研究 [J]. 陕西中医, 2007, 28（1）: 113–115.

[129] 苑艳娟, 吕亚蕾, 王红艳, 等. 柔肝健脾饮对乳腺癌患者外周血中性粒细胞表面抗原 CD13 的影响 [J]. 河北中医, 2010, 32（6）: 811–815.

[130] 苑艳娟, 张芬梅, 路标, 等. 柔肝健脾饮结合化疗治疗乳腺癌 130 例临床疗效观察 [J]. 辽宁中医杂志, 2008, 35（3）: 395–396.

[131] BONADONNA G, BRUSAMOLION E, VALAGUSSA P, et al. Combination chemotherapy as an adjuvant treatment in operrable breast cancer [J]. N Engl J Med, 1976, 294（8）: 405–410.

[132] BONADONNA G, VALAGUSSA P, MOLITERNI A, et al. Adjuvant cyclophos–phamide, methotrxate, and fluorouracil in node–positive breast cancer: The results of 20 years of follow–up [J]. N Engl J Med, 1995, 332（14）: 901–906.

[133] HORTOBAGYI G N, BONADONNA G. A leader in breast cancer research [J]. Breast Diseases: A Year Book Quarterly, 1998, 8: 302–305.

[134] MORIKAWA K, HOSOKAWA M, HAMADD J, et al. Possicipation of tumorcidal macrophage in the therapeutic effect of bleomycin on a transplantable rat fibroarcoma [J]. Carcer Res, 1986, 46（2）: 684–688.

[135] 杨桦, 金壮, 赫牲, 等. 人参皂甙与免疫核糖核酸对癌基因表达的协同抑制作用 [J]. 中国医科大学学报, 1993, 22（4）: 255–258.

[136] 郭丽, 张村, 李丽, 等. 中药桔梗的研究进展 [J]. 中国中药杂志, 2007, 32（3）: 201–202.

[137] 王世宏, 魏伟, 许杜娟. 白芍总苷对 SMMC-7721 细胞增殖的抑制作用 [J]. 安徽医药, 2006, 10（1）: 8–9.

[138] 周艳丽, 张磊, 刘维. 白芍总苷对转雷公藤多苷片所致小鼠急性肝损害保护作用的实验研究 [J]. 天津中医药, 2007, 24（1）: 61–62.

[139] 顾伯康, 黄耀荣. 中医外科学 [M]. 上海: 上海科学技术出版社, 1982.

附录

附录一

1. 试剂 CD13——全名：R-Phycoerythrin（R-PE）-Conjugated Rat Anti-Mouse CD13 TM Monoclonal Antibody。是一系列从蛋白质多肽链氨基端催化降解氨基酸残端的水解蛋白。

2. 试剂 CD4⁺——全名：Monolonal Antibody Mouse CD4-FITC 100 Tests-Liquid PN IM3311 contains 0.1% NaNs。

3. 试剂 CD8⁺——全名：Monolonal Antibody Mouse CD8-PE 100Tests-Liquid PN IM3311 contains 0.1% NaNs。

4. ALT——alanine aminotransferase，即血清谷丙转氨酶。

5. AST——aspartate aminotransferase，即血清谷草转氨酶。

6. MCF-7——Michigan Cancer Foundation-7，即人乳腺癌细胞株。

7. HeLa-60—人宫颈癌细胞株。

8. Karnofsky——Karnofsky Performance Status，卡氏评分标准，肿瘤学评定生活质量的评定标准。

9. BMP-2——bone morphogenetic protein-2。

10. BMP-6——bone morphogenetic protein-6。

11. BMP-7——bone morphogenetic protein-7。

12. β-Aktin——蛋白印记电泳过程中作为标记分子量的内参基因，或 β-肌动蛋白。

13. PBS——137mmol/L NaCl、2.7 mmol/L KCl、10mmol/L Na_2HPO_4、2mmol/L KH_2PO_4，pH 7.3，即细胞冲洗液。

14. Trypsin-EDTA，即细胞消化液。

15. 恒温加热仪：RNeasy Total RNA Kit（Qiagen，Hilden，德国公司）。

16. Coulter-Counter Z1（Coulter-Immunotech，Hamburg）——细胞计数仪。

17. NTP 能量合剂——dATP、dGTP、dCTP、dTTP 各 10 mM。

18. TCMOES：中医肿瘤疗效评定标准。

周岱翰．临床中医肿瘤学 [M]．北京：人民卫生出版社，2003：620-622.

19. MDASI（M.D.Anderson Symptom Inventory）症状评估量表。

MDASI–TCM：常见肿瘤症状与中医症状调查表。

赵羽立，刘基巍，WANG X S，等．肿瘤常见症状及中医症状调查量表的设计 [J]．中华肿瘤防治杂志，2008，15（11）：861-863.

20. QLQ——生存质量量表 。

21. QOL——生活质量，个人的生存水平和体验。即癌症患者生活质量，一般包括躯体功能、情绪或心理机能、社会职能、疾病本身及其治疗引起的症状和体征。简言之，生活质量是一个多维的、主观的、动态的、跨文化的概念。

22. CMF 方案——应用经典的 CMF 化疗方案（环磷酰胺 10mg/ 只，经尾静脉注射；甲氨蝶呤 0.5mg/ 只，在第 2 天腹膜内注射；氟尿嘧啶 10mg/ 只，在第 2 天经尾静脉注射。为日用剂量 25 倍）。然后每日每只鼠经腹膜注射生理盐水 0.2 mL。

23. IL–6——Interleukin–6，白细胞介素 –6，是活化的 T 细胞和成纤维细胞产生的细胞因子，参与多种细胞的生长、分化和功能调节，其在炎症和免疫反应中具有重要作用，是机体—神经—内分泌调节因子。白细胞介素 –6 的功能多样性在于和细胞表面多种 IL–6 受体的相互作用，然后经下游信号途径经多种生物信号传导给不同的组织和细胞，其可由 T 细胞、B 细胞、单核细胞和非淋巴细胞产生，其基因表达的变化与某些疾病的生理、病理变化有关。

附录二

（1）标准化率：亦称标化率、调整率，其基本思想是寻找一个统一的分布作为标准组，然后每个比较组均按该分布标准计算相应的概率，所得到的概率是相对于标准组的，故称为标准化率。常见的是年龄调整标准化率，是把两个或几个不同人群、不同时间的年龄结构拉在相同的结构上进行比较，目的是排除不同人群间相互比较时年龄构成对人群患、发病率和 / 或死亡率的影响，使得比较结果更为客观。

（2）发病率：发病率表示在一定时间内，一定人群中某病新发生的病例出现的频率，是反映某种疾病对人群健康影响和描述疾病分布状态的一项测量指标。

（3）患病率：患病率是指一定时间一定规模种群中某病新旧病例总和。

（4）死亡率：死亡率是指用来衡量一部分种群中，一定规模的种群大小、每单位时间的死亡数目（整体或归因于指定因素），是在种群层面上研究的问题。人类死亡率通常以每年每 1 000 人为单位来表示。

（5）卡氏评分标准——评定生活质量：能正常活动，无症状 100 分；能进行正常活动，有轻微症状 90 分；勉强活动，有一定症状，80 分；症状不明显，生活可自理，不能维持正常生活和工作 70 分；症状不明显，需要有人辅助，大多数情况下能自理 60 分；症状影响到需要人照顾 50 分；需特殊照顾 40 分；生活严重不能自理 30 分；病重需住院 20 分；病危，临近死亡 10 分；死亡 0 分。

（6）肿瘤细胞分期：肿瘤细胞增殖生长繁殖周期以 DNA 的增殖和数量为标准分为 4 个时段。

G_1 期：为 DNA 合成前期；

G_0/G_1 期：DNA 含量为 2 倍体期。

G_2 期：DNA 含量为 4 倍体期。

S 期：为 DNA 增殖期。

（7）萃取液——自中药粉末中提取中药有效成分所用液体。

组成成分及比例为水：甲醇：乙酸 =59.5%：40%：0.5%。

（8）中药冰碎（低温萃取）：将中药原药用非隔热包装包好，放液氮罐将口封闭，0.5h 后取出药包，将中药捣碎，加入 4℃冷萃取液，充分混合，离心 5min 取上清液备用。